Michael Soeder

Fit und gesund

Michael Soeder

Fit und gesund

Tips für Senioren

Verlag Butzon & Bercker Kevelaer

Die Veröffentlichung erfolgt mit freundlicher Genehmigung des Westdeutschen Rundfunks Köln.

Die Deutsche Bibliothek – CIP-Einheitsaufnahme

Soeder, Michael:
Fit und gesund : Tips für Senioren / Michael Soeder. – Kevelaer : Butzon und Bercker, 1994
(Bercker Senioren)
ISBN 3-7666-9914-8

verlags gruppe engagement

ISBN 3-7666-9914-8

Umschlaggestaltung: dw. Werbeagentur GmbH, Geldern
Satz: Kontext – Satz & Layout, Leipzig
Druck und Bindearbeiten: Kösel GmbH & Co, Kempten

Inhalt

Zur Einführung

„Alt wird man wohl, wer aber klug?", so hat sich der Dichter Goethe einmal gefragt, und ein anderes Mal hat er festgestellt: „Keine Kunst ist, alt zu werden, es ist Kunst, es zu ertragen." Goethe starb im 83. Lebensjahr und war bis in seine letzten Tage geistig lebendig und schöpferisch geblieben. Die Alternsforschung ist eine eher junge Wissenschaft, wenn man einmal davon absieht, daß der Arzt Christoph Wilhelm Hufeland 1797 ein Buch veröffentlichte mit dem Titel „Die Kunst, das menschliche Leben zu verlängern". Darin trug er das bescheidene Wissen seiner Zeit zusammen. Es stieß auf reges Interesse und wurde in alle europäischen Sprachen und sogar ins Chinesische übersetzt. Hufeland wurde Direktor der Berliner Charité und königlicher Leibarzt und beriet auch Goethe und Schiller ärztlich. Wenn ihm auch vielfach exakte naturwissenschaftliche Befunde fehlten, so machte er doch manche noch heute beherzigenswerte Aussagen: Sein erster Rat ist der, zu einer ausgeglichenen Lebensführung in geistiger und seelischer Beziehung zu gelangen, die Vermeidung von Hast und plötzlicher Erregung, ferner die Kunst, über sich selbst lachen und von hoher Warte aus das Leben als ein Welttheater betrachten zu können. Vor allem wirke die Musik, aktiv und passiv, ausgleichend und lebensverlängernd, ebenso wie der Aufenthalt in frischer Luft; tägliche Spaziergänge werden empfohlen wie auch die Enthaltung von schädlichen

Genußgiften und zu vielem und schwer verdaulichem Essen. Sein zweiter Rat ist schwer zu befolgen, nämlich die richtige Wahl der Eltern; eine „gute Geburt“ nennt er das. Er wußte, daß das Erreichen eines hohen Alters oft eine Familieneigenschaft ist, was moderne statistische Untersuchungen aus Finnland, Japan oder aus dem Kaukasus bestätigen. Neben einer vernünftigen Lebensführung empfiehlt er zum dritten eine glückliche Ehe, indem er feststellt, daß fast alle, die ein hohes Alter erreichten, verheiratet waren. Und das beste Verjüngungsmittel sei ein guter Schlaf. Das Landleben sei besser als das in der Stadt. Reisen bedeute eine „heilsame Unterbrechung alltäglicher Langweile“, der Gebrauch kalten Wassers sei gut, insbesondere Seebäder dienten der Abhärtung und Gesundheit.

Der Traum von der ewigen Jugend ist uralt: Jungbrunnen und Altweibermühle. 1889 spritzte sich ein französischer Physiologe in seinem 73. Lebensjahr Extrakte aus den Keimdrüsen von Hund und Kaninchen ein; vor einem ärztlichen Kongreß berichtete er, daß er sich hierdurch in jeder Beziehung verjüngt gefühlt habe. Er starb fünf Jahre später, aber die so von ihm eingeführte Hormontherapie bleibt umstritten wie die Einpflanzung von Affenhoden, durch die der Modearzt Voronoff in den 20er Jahren an der Riviera international Aufsehen erregte, oder die Frischzellenkuren nach Niehans, dessen Hilfe sogar der Papst in Anspruch genommen haben soll. Auch das Serum des Russen Bogomolez hielt nicht, was sich viele betuchte Sanatoriumsgäste davon versprachen.

Die moderne Alternsforschung (Gerontologie) und Altersheilkunde (Geriatrie) sind in erster Linie um die Erhaltung der Gesundheit des alten Menschen erfolgreich bemüht. Es war insbesondere der Leipziger Internist Max Bürger, der nach dem Zweiten Weltkrieg ein berühmtes Buch „Alter und Krankheit" verfaßte, in dem er das Wissen der modernen Medizin über Alterskrankheiten zusammenstellte. Er fand, daß Krankheiten beim jungen und beim alten Menschen oft anders verlaufen und daß die Behandlungsmethoden dem Altcr eines Menschen angepaßt werden müssen. 1950 wurde in Lüttich eine internationale Vereinigung gegründet, mit dem Ziel, die gerontologische Forschung in Biologie, Medizin und Sozialwissenschaften zu fördern. Ich habe gelegentlich an Tagungen dieser Vereinigung teilgenommen, um Ergebnisse meines Fachgebietes vorzutragen. Wenn ich das dort abgehandelte Wissen in einem Satz zusammenfassen sollte, so würde er lauten: „Altern will gelernt sein, und man kann nicht früh genug damit anfangen, wenn die Kunst gesunden und frohen Alterns gelingen soll!"
In den letzten Jahren durfte ich, selbst ein Siebziger im Silberhaar, in vielen Kurzvorträgen für den Hörfunk des Westdeutschen Rundfunks und seiner Sendereihe „In unserem Alter" Rat zur Lebensgestaltung im Alter geben. Zahlreiche zustimmende Hörermeinungen wurden Veranlassung, nun auch mit diesem Buch in nachlesbarer Form wesentliche Fragen der Gerontologie zu erörtern.

Michael Soeder

Altern und Krankheit

Altern ist keine Krankheit, sondern ein Vorgang, dem alles Lebende unterworfen ist. Der Alternsforscher Max Bürger hat in seinem grundlegenden Werk „Alter und Krankheit“ darauf hingewiesen, daß dieser Vorgang bei manchen Menschen rascher und bei anderen langsamer verläuft. Es gibt Krankheiten, die den Prozeß des Alterns beschleunigen, ohne aber das Leben selbst zu gefährden. Hierzu zählen Stoffwechselkrankheiten wie Fettleibigkeit, Zuckerkrankheit und Gicht, aber auch Rheuma. Wenn diese Krankheiten rechtzeitig erkannt und sachgemäß behandelt werden, kann man mit ihnen ein hohes Alter erreichen.

Das Gegenteil von Krankheit ist Gesundheit. Die Weltgesundheitsorganisation definierte Gesundheit als einen Zustand des vollkommenen körperlichen, seelischen und sozialen Wohlbefindens, und das ist viel mehr als das Freisein von Krankheit. Nur selten wird ein alter Mensch von sich sagen können, er sei in diesem Sinne vollkommen gesund.

Im hohen Alter ist es oft so, daß man nicht richtig krank und nicht richtig gesund ist; es plagt einen dies und das, Gelenke, Müdigkeit, Verdauungsstörungen, Schwindel, Konzentrationsschwäche und Schlaflosigkeit ... Da ist es für den Arzt nicht immer leicht, mit der Behandlung der Vielfalt der Beschwerden gerecht zu werden. Denn viele Medikamente helfen oft wenig, und manche

Mittel beeinflussen sich in ihren Wirkungen gegenseitig ungünstig.
Wer den Medikamentenvorrat mancher „alterfahrener" Patienten besichtigt, erschrickt, wie viel da verordnet und meist auch eingenommen wurde. Dabei sind bei typischen Altersbeschwerden oft einfache, verträgliche, natürliche Mittel besser als ein Arsenal hochwirksamer Medikamente, die den alten Organismus oft mehr belasten als stützen. Geeignete Kost und Regelung der Lebensweise wirken meist besser als manches Medikament.
Aber nun sollen die beiden wichtigsten Krankheiten besprochen werden, die im Alter auftreten können und an denen die meisten von uns auch einmal sterben werden. Es sind die Arteriosklerose und das Krebsleiden.
Unter Arteriosklerose, volkstümlich auch Arterienverkalkung genannt, verstehen wir einen Umbauprozeß der Innenhaut der Schlagadern oder Arterien, die das sauerstoffreiche Blut vom Herzen zu den Organen transportieren und so die Versorgung mit Sauerstoff und Nährstoffen sichern. Die Entartung der Arterien beginnt immer durch Einlagerung von Fettstoffen in die Innenhaut der Gefäße, insbesondere einer schädlichen Form des Cholesterins, an die sich die Einlagerung von Kalksalzen anzuschließen pflegt. Die Innenhaut verdickt sich, verliert an Elastizität, es kann zur Verschmälerung der Blutgefäße und schließlich zum Verschluß kommen, der dann zu Zerstörungen im Bereich der zu versorgenden Organe führt: zum Herz- oder Hirninfarkt. Bei beginnender Arteriosklerose steigt meist auch der Blutdruck an,

um die Versorgung durch Blut trotz verengter Strombahn zu gewährleisten, eine vorübergehend hilfreiche Reaktion des Organismus, die aber schließlich, durch möglichen Eintritt von Blutungen, ebenfalls vital gefährdend werden kann.

Am Anfang der Arteriosklerose steht immer eine Störung des Fettstoffwechsels. Diese Störung kann angeboren sein, wie zum Beispiel eine Erhöhung von Fettstoffen im Blut, insbesondere der schädlichen Form des Cholesterins. Sie kann auch durch die Lebensverhältnisse, insbesondere durch Überernährung, zuviel Alkohol und Zigaretten, aber ebenso durch Zuckerkrankheit oder Gicht begünstigt werden.

Eine Untersuchung der Blutfette empfiehlt sich immer im Rahmen der Vorsorgeuntersuchung, ebenso wie das Messen des Blutdrucks, die Überprüfung des Körpergewichts. Vor Jahren hat man das Milchfett, insbesondere die Butter, für besonders gefährlich gehalten; es hat sich aber inzwischen herausgestellt, daß Butter ebenso wie Margarine als solche ungefährlich ist, wenn sie nicht in zu großer Menge genossen wird. Der Idealwert der Blutfette kann bis 200 Milligramm/Prozent ermittelt werden, der Normalwert beträgt 240 Milligramm/Prozent, alles was darüber ist, ist von Übel und bedarf der Ernährungsumstellung und Kontrolle.

In den „mageren" Kriegs- und Nachkriegsjahren kannten wir kaum Krankheiten wie Fettsucht, Gicht, Herzinfarkt und Alterszuckerkrankheit. In unserer heutigen Wohlstandswelt sind Überernährung, Fehlernährung, übermäßiger Alkoholgenuß und vor allem auch Bewegungsmangel die Hauptursache der Kreislaufstörungen, die im Alter das Leben gefährden. Personen mit Idealgewicht neigen weniger zu gefährlichen Durchblutungsstörungen als Übergewichtige, die zwei- bis dreimal häufiger an Herzinfarkten sterben und überdies nicht selten auch eine Alterszuckerkrankheit haben. Bei sonst gesunden Menschen wirken mäßige Mengen leichter alkoholischer Getränke günstig, größere Mengen allerdings gegenteilig, weil die Energie des Alkohols durch den Stoffwechsel zu schädlichem Fett umgewandelt werden kann: Leber, Herzmuskel und Gefäße verfetten, und das Ergebnis ist eine Verkürzung der Lebensdauer.

Ein täglicher Spaziergang von etwa einer Stunde, etwas Gymnastik am Morgen und vor dem Schlafengehen am offenen Fenster fördern Stoffwechsel und Wohlbefinden; Kontrolle des Körpergewichts ist sehr wichtig. Das Idealgewicht beträgt in Kilogramm die Körpergröße in Zentimetern weniger 110 bei Männern, bei Frauen ist etwas weniger abzuziehen, etwa 100. Eine Frau bei 165 cm Größe sollte nicht mehr als 65 kg wiegen, ein Mann mit 180 cm etwa 70 kg. Im Zweifelsfall kann der Hausarzt eine Diät zum Abspecken und zur Senkung eines erhöhten Blutfettspiegels empfehlen; es gibt auch Medikamente, die in schwereren Fällen helfen können, aber das Wichtigste ist eine Regelung der Ernährungs- und Lebensweise. Reine Fastenkuren sind im Alter nicht zu empfehlen. Sie stellen eine erhebliche Belastung des Kreislaufs dar und können selbst bei ärztlicher Überwachung üble Folgen haben. Aber eine kalorienar-

me Mischkost mit reichlich Obst und Gemüse, ausreichend Eiweiß, mäßig Fett, kann auf die Dauer in Verbindung mit körperlicher Bewegung eine Annäherung an das Idealgewicht ermöglichen und der Arteriosklerose entgegenwirken. Man kann sich freilich auch einen Hund anschaffen, der zweimal täglich zu einem längeren Spaziergang zwingt.
Darüber hinaus sind Vorsorgeuntersuchungen angebracht. Das gilt nun ganz besonders für die Krebserkrankung, die vom Laien vielfach als unerklärliche Bedrohung empfunden wird. Krebs ist eine Geschwulst, die aus ungeregeltem Wachstum wuchernder Zellen besteht, die sich dem normalen Bauplan des Organismus nicht mehr einfügen. Es ist einigermaßen normal, daß bei der dauernden Zellteilung in der Haut, in den Muskeln und Organen immer mal wieder Zellen auftreten können, die nicht ganz richtig gebildet sind. Normalerweise werden sie von bestimmten Blutzellen rasch erkannt und aus dem Weg geräumt. Im Alter kann die Abwehrkraft dieser Blutzellen schwinden, und dann kann es geschehen, daß diese fehlgebildeten Zellen sich vermehren und bösartig wuchern, also Krebs werden.
Jeder von uns kennt z. B. Alterswarzen auf der Haut, ein Schönheitsfehler, aber eigentlich harmlos. Weniger harmlos sind solche Wucherungen in den inneren Organen, aber auch da gibt es gutartige und bösartige, nur der Fachmann kann sie unterscheiden. Es empfiehlt sich also, ganz besonders bei Krebsverdacht nachzusehen, solange noch operativ zu helfen ist.

Zuweilen sind auch chemische Mittel oder Bestrahlungen sehr wirksam. Es ist ein Glück, daß das Wachstum der krebsartigen Wucherungen beim alten Menschen sehr viel langsamer stattfindet, und je älter einer ist, um so günstiger ist die Aussicht, ein Krebsleiden zu überleben oder jedenfalls in einen erträglichen Zustand zu bringen, bis ein natürliches Ende, das einem jeden von uns bestimmt ist, eintritt. Viele Menschen müssen lernen, mit einer Krankheit zu leben. In Zusammenarbeit mit ihren Ärzten können sie auch Krankheiten überstehen, aber beide, Arzt und Patient, sind dabei auf ein vertrauensvolles Miteinander angewiesen.

In der Welt habt ihr Angst …

„In der Welt habt ihr Angst …"; dieses Wort Jesu geht mir oft durch den Sinn, wenn ich an Menschen denke, die im Alter unter Angstzuständen leiden. Das sind nicht wenige unter denen, die den Arzt aufsuchen. Aber oft sagen sie gar nicht, daß sie Angst haben. Sie klagen über Engegefühl auf der Brust, über Schmerzen und Beklemmungen oder über Magendruck. Was dahinter steckt, kann Lebensangst sein, aber freilich muß in jedem Fall ein körperliches Leiden ausgeschlossen werden.

Altersangst: vor Krankheiten, vor Unfällen, vor Armut, vor Einsamkeit. Aber auch vor Überfällen, vor Stürzen, vor Hilflosigkeit, vor dem Alten- oder Pflegeheim …

Was ist aber zu tun gegen solche Angst, die uns – ein Teufelskreis – krank machen kann und hinfällig vor der Zeit. Wann mag das gewesen sein, daß wir zum ersten Male gespürt haben, daß wir alt geworden sind? Vielleicht hatten wir uns – unvernünftigerweise – gegen die Erkenntnis gewehrt, sie verdrängt, weil wir Angst vor den zu erwartenden Erscheinungen des Alterns empfanden. Daß man gebrechlich werden könnte, pflegebedürftig, geistig verwirrt und auf fremde Fürsorge angewiesen, das könnte geschehen; aber es muß nicht geschehen. Alles zu seiner Zeit. Ich habe in den letzten Jahren viele fröhliche und zufriedene alte Menschen kennengelernt. Im Urlaub, daheim, in der Klinik oder im Altenheim. Ein amerikanischer Großindustrieller, der ein hohes Alter erreicht hatte und viele Stiftungen von seinem Vermögen gemacht hat, schrieb ein Buch mit dem Titel: „Sorge dich nicht, lebe!" Ich weiß von vielen Lesern, denen dieses Buch geholfen hat. Denn die Angst vor der Zukunft kann wie ein Gift wirken. Klagen schädigt nur uns selbst! Heute müssen wir leben. Zwar gibt es Tabletten zur Beruhigung und gegen die Angst, die der Arzt in Krisensituationen verordnen kann, für einen oder für einige Tage, aber sie können nicht dauerhaft helfen, weil sie abhängig machen, und nach dem Absetzen der Medikamente ist alles nur schlimmer. Gelassen bleiben, darauf kommt es im Alter an. Lebensmut wächst aus Vertrauen, dem Gegenteil von Angst.

Dem Leichtsinn will ich freilich nicht das Wort reden. Man soll in aller Ruhe gewisse Vorkehrungen treffen, die mehr Sicherheit bringen: Vorsorgeuntersuchungen zur gesundheitlichen Kontrolle. Umrüstung der Wohnung, wenn möglich. Bringen Sie an Treppen ein zusätzliches Geländer an. Im Bad oder in der Dusche Haltegriffe. Entfernen Sie rutschende Teppichvorlagen, durch die Sie stürzen könnten. Denn was in jungen Jahren ein harmloses Stolpern verursacht, kann im Alter bei der erhöhten Brüchigkeit der Knochen eine Katastrophe werden. Teppichböden sind besser als glatte Bodenbeläge. In einer altengerechten Wohnung sollte es möglichst keine Stufen oder Treppen zu überwinden geben. Und lassen Sie sich durch die Polizei beraten, wie Sie ihre Wohnung einbruchsicher machen können. Ein Türguckloch und eine Sperrkette wären das mindeste. Sorgen Sie für gute Beleuchtung. Stehen Sie nicht plötzlich aus dem Bett oder vom Sitzplatz auf, Ihnen könnte schwindelig werden. Männer, die nachts zum Wasserlassen aufstehen müssen, sollten sich nicht vor die Toilette hinstellen, sondern sich bequem hinsetzen. Seien Sie nicht zu stolz, einen Stock zu benützen, und bleiben Sie bei Glatteis und frischem Schneefall ruhig zu Hause, um besseres Wetter abzuwarten. Meiden Sie Wege bei Dunkelheit, besonders in der Großstadt, und im Notfall benützen Sie eben ein Taxi. Wir sollen vorsichtig sein, aber nicht ängstlich. Wir wollen unsere Tage genießen. Und wenn Kummer oder Krankheit eintreten sollten, ist es immer noch Zeit, sich darauf einzustellen und besonnen das Notwendige zu bedenken.

Wer auf sein Leben zurückblickt, sollte die Dankbarkeit nicht vergessen, auch wenn es oft schwere Stunden gegeben hat. An ein sinnvolles Leben zu glauben ist möglich. Und wer Jesu Botschaft, mit der ich begonnen habe, noch einmal im Zusammenhang hört und bedenkt, muß sich wohl nicht vor dem Tod fürchten. „Solches habe ich mit euch geredet, daß ihr in mir Frieden habet. In der Welt habt ihr Angst, aber seid getrost, ich habe die Welt überwunden."

Tätiges Leben

„Wer rastet, der rostet", so sagt das Sprichwort. Die Annahme, daß die Intelligenz beim alten Menschen in der Regel abnehme, widerlegen vielfältige Erfahrungen und neue Studien des Max-Planck-Instituts für Bildungsforschung in Berlin. Nach diesen haben auch sehr alte Menschen noch Intelligenzreserven, und sie vermögen ihr Leistungsniveau nicht nur zu halten, sondern sie sind auch in der Lage, es zu verbessern. Die verschiedenen Formen der Intelligenz sind abhängig von Betätigung und Übung. Wie Muskeln, die nicht gebraucht werden, sich zurückbilden, so geht es auch unserem Denkvermögen; und wenn alte Menschen oft zunächst einen unsicheren, ja beschränkten Eindruck machen können, so liegt es daran, daß sie ihre diesbezüglichen Möglichkeiten brach liegen ließen, sie nicht übten. Ältere Menschen haben zwar eine verringerte Merkfähigkeit, das heißt: sie prägen sich Namen und Zahlen schwerer ein als junge Menschen, dagegen gelingt das Verarbeiten von Informationen und Problemen im Alter oft wesentlich besser. Viele Künstler waren und sind im Alter ganz besonders produktiv. Betätigung ist in der Tat sehr wichtig für ein zufriedenes Alter, aber eine Betätigung ohne Leistungsdruck. Die Erfahrungen, die man in den letzten Jahren an einigen Universitäten mit dem Seniorenstudium gemacht hat, sind positiv und erstaunlich. So hat man sich beispielsweise in Marburg vor etwa zehn Jahren entschlossen, die

Universität den Senioren zu öffnen. Als Gasthörer oder als planmäßige Studenten können ältere Menschen sowohl an besonderen Veranstaltungen für Senioren wie an normalen Studiengängen der einzelnen Fachbereiche teilnehmen. So kann nicht nur das Gespräch zwischen den Generationen und das gegenseitige Verständnis verbessert werden, es können auch das besondere Wissen und die Erfahrung des älteren Menschen fruchtbar in die Lehrveranstaltung eingebracht werden. Hinzu kommt, daß durch diese Aktivitäten und die Teilnahme alter Menschen die Alternsforschung selbst wesentlich gefördert wird. Es konnte bewiesen werden, daß man mit 70 Jahren noch einen Doktortitel erwerben kann, und das mit einer Arbeit, die weit über dem Durchschnitt anderer Dissertationen benotet wurde. Zugleich besteht in der Mitarbeit in der „Marburger Vereinigung zur Förderung der Alternswissenschaften und des Seniorenstudiums e. V." die Möglichkeit, sich zu engagieren und selbst Einfluß zu nehmen auf diese neue Möglichkeit und Chance für alte Menschen, lebendig und auf der Höhe der Zeit zu bleiben.

Nun werden viele denken, daß ein solches Studium nicht für jedermann das Rechte ist; dem muß ich zustimmen. Es gibt auch andere Möglichkeiten, seinen Geist zu betätigen und sein Gedächtnis zu trainieren. Das Lösen von Rätseln, z. B. Kreuzworträtseln, ist eine bewährte Übung. Unter dem neuen Schlagwort „Gehirn-Jogging" gibt es Veröffentlichungen, wie man seine Denkfähigkeit fördern und erhalten kann. Ich halte viel davon, daß jeder sich persönlich im Gebiet seiner

Interessen betätigt, sei es als Gärtner, als Naturfreund, als Leser von Biographien, von Dichtung, von geschichtlichen Werken. Ein jeder soll sein Steckenpferd satteln, wie es ihm gefällt. (Mir gefällt übrigens das deutsche Wort „Steckenpferd" besser als das heute übliche Wort „Hobby".) Und mancher mag dabei dort wieder anknüpfen, wo er als junger Mensch aufhören mußte, sein Interesse zu pflegen, weil es ihm an Zeit fehlte. Auch die Betätigung in einer religiösen Gemeinde und die Beschäftigung mit religiösen Fragen können als echte Chance gelten ...

Die Tendenz zur Frühverrentung der Arbeitnehmer in den Industrieländern paßt offenbar nicht so recht in das Bild von den vielfältigen Betätigungsmöglichkeiten alter Menschen, wie wir sie hier betrachten. Selbständige: Industriemanager, Künstler, Ärzte, Juristen, Kaufleute und Handwerksmeister bleiben viel länger berufstätig und berufsfähig als Beamte, Angestellte und Arbeiter und das nicht nur aus wirtschaftlichen Gründen. Mit ihren Erfahrungen und Fähigkeiten haben sie eine große Bedeutung für die Kontinuität unserer Kultur und unserer Wirtschaft, und so bauen sie an der Brücke zwischen dem Bewährten und dem Neuen. Wieviele schöpferische Gaben und lebendige Kräfte in sonst ganz unscheinbar lebenden alten Menschen bereitliegen, kann man z. B. an Theatergruppen in vielen Orten sehen, wo aus einer Gruppenarbeit sowohl das Stück, als auch die Aufführung als gemeinsame Leistung hervorging. Vor etlichen Jahren habe ich ähnliche Erfahrungen machen können, als ich in einer Ausstel-

lung unter dem Titel „Betagte malen" Gemälde von Rentnern, Ruheständlern und älteren Damen zeigen konnte. Wie vielfältig und erstaunlich waren diese Bilder! Sie spiegelten ein Stück des Bleibenden in einer Welt, die sich wandelt. Zwei der ausgestellten Werke habe ich damals erwerben können: das eine als eine Erinnerung aus der alten Heimat zeigt die kurische Nehrung in Ostpreußen in zarten, fast schon verblassenden Farben der Erinnerung, es ist das Werk eines Gärtnermeisters; das andere stammt von einem Schwerbehinderten und zeigt einen in aggressivem Rot explodierenden Rosenstrauß von eindrucksvollem Temperament, als sei er von einem „jungen Wilden" gemalt! Beide Künstler hatten übrigens während ihres Berufslebens nie gezeichnet oder gemalt. Hier sei auch an die amerikanische Malerin von naiver Kunst, Clementine Hunter, erinnert. Sie hatte erst mit 60 zu malen begonnen und anfangs für ein Bild 3 Dollar erlöst. Ehe sie 1988 im Alter von 101 Jahren verstarb, erlöste sie für jedes ihrer Bilder mehrere 10.000 Dollar!
Lassen Sie mich noch einmal Goethe zitieren: „Altwerden heißt, selbst ein neues Geschäft antreten, alle Verhältnisse ändern sich, und man muß entweder zu handeln ganz aufhören oder mit Willen und Bewußtsein das neue Rollenfach übernehmen."
Ja, darum geht es in der Tat. Das Alter ist eine Aufgabe, die jeder von uns lösen muß, in der wir uns verwirklichen, indem wir etwas bewirken. Es ist noch nicht aller Tage Abend. Es gibt noch viel zu tun!

Allheilmittel Medikament?

Ein gutes Mittel? Gibt es das? Der berühmte Arzt Paracelsus hat zu Anfang der Neuzeit, als das Mittelalter zu Ende ging, einmal bemerkt: „Alle Dinge sind Gift, nur die Dosis macht, ob ein Ding Gift ist oder nicht." Ein Mittel, das das Altern verhindert oder rückgängig macht, gibt es das?
Vor Jahr und Tag hat die Stiftung Warentest, sonst meist um Waschmittel oder Elektrogeräte bemüht, die sogenannten „Geriatrika" unter die Lupe genommen, also Mittel, die bei Altersbeschwerden empfohlen werden. Das Ergebnis bietet für den erfahrenen Arzt keine Überraschungen, wohl aber für manchen Verbraucher, der dies und jenes vertrauensvoll kaufte und einnahm, weil im Anzeigenteil mancher Zeitschrift oder gar im Fernsehen so eifrig dafür geworben wurde. Die meisten dieser Mittel versprechen nämlich viel und leisten wenig oder nichts. „Gegen das Alter ist kein Kraut gewachsen", das wußte schon im Altertum der griechische Arzt Hippokrates. Der Berliner Arzt und Pharmakologe Coper hat kürzlich festgestellt, daß die Wirkung der meisten Geriatrika auf dem guten Glauben derer beruht, die sie einnehmen. Vitamine und Mineralstoffe, die meist angeboten werden, müssen teuer bezahlt werden; dabei besteht bei ausreichender und richtiger Ernährung auch im Alter hierzulande kaum je ein Mangel an diesen Stoffen. Das Vitamin E, das im Laborversuch das Zellwachstum anregen kann, wirkt nicht auf die alternde Zelle, so eifrig und irreführend

auch für diesen teuren Wunderstoff geworben wird. Ein anderer Stoff, das Procain, das seit vielen Jahren empfohlen wird, hat lediglich, ähnlich wie der Kaffee, eine vorübergehende stimmungsaufhellende Wirkung, aber keinen Heilwert gegen die Leistungsschwäche des Alters, wie dies immer wieder behauptet wird. Die meisten Stärkungsmittel, die sich die anregende Wirkung des Alkohols zunutze machen, was sie auch sonst an pflanzlichen und chemischen Bestandteilen enthalten, sind das Geld nicht wert, das man für sie ausgeben muß. Die meisten durchblutungsfördernden Medikamente helfen wenig, es sei denn den Herstellern und Vertreibern. Das gilt jedoch nicht für gewisse, in den Hirnstoffwechsel eingreifende Medikamente, mit denen der Nervenarzt gewisse Fälle von Hirnleistungsschwäche günstig beeinflussen kann.

Immer wieder klagen ältere Menschen über innere Unruhe und über Schlaflosigkeit. Es wäre sicher ganz falsch, hier großzügig von Beruhigungs- oder gar Schlafmitteln Gebrauch zu machen. Das beste Mittel gegen die Altersunruhe ist ein gewisses Maß an körperlicher Betätigung, etwa durch Spaziergänge. Kein hektisches Hasten, sondern ausgewogenes Gehen. „Es ginge manchem besser, wenn er mehr ginge!" Dabei soll man nicht plötzlich, wenn man bisher viel gesessen und gelegen hat, große Wegstrecken zurücklegen, sondern man muß langsam anfangen und sich ein Trainingsprogramm machen, das eine gewisse Steigerung von kleinen zu größeren Leistungen ermöglicht. Ich habe das selbst ausprobiert, nachdem ich vor einiger Zeit durch eine ernste Erkrankung zur Ruhe gezwungen war, wie sich aus bescheidenen Anfängen langsam die Möglichkeit zu längeren Wegen und größeren Steigerungen ergab, so daß sich Atmung, Kreislauf und Muskulatur allmählich neuen Belastungen anpassen konnten.

Aber Ruhe ist nicht nur nach körperlicher Bewegung zu erreichen. Vielleicht haben Sie schon vom autogenen Training gehört. Seit vielen Jahren habe ich Kurse durchgeführt, in denen Menschen mit nervösen Störungen es lernen konnten, durch konzentrative Selbstentspannung sich selbst zur Ruhe zu bringen. Es waren auch immer wieder Ältere dabei, die so lernten, wieder zu schlafen und Gelassenheit und Geduld in ihr Leben einziehen ließen. Nicht wenige konnten sich auch durch die Vergegenwärtigung von Bildern oder Worten weiterhelfen. Wir sprechen da von Meditation (von Medium = Mitte), wenn man etwa ein Dichterwort in die Mitte seiner Aufmerksamkeit stellt, das Ruhe ausstrahlt und über dem man still werden kann wie ein Glaubender im Gebet. Es eignen sich kurze Texte, wie etwa der des schweizerischen Dichters Kurt Marti, den er „Einschlafzeilen" genannt hat:

„Jetzt aber:
gib dich
aus deinen Händen
verliere dich
aus den Augen
entlaß dich

in deinen Körper –
der wirds
wohl machen"

Oder denken Sie an Goethes Gedicht, das er im Wald an die Wand eines Jagdhauses geschrieben hat:

„Über allen Gipfeln ist Ruh,
in allen Wipfeln spürest du
kaum einen Hauch;
die Vögelein schweigen im Walde.
Warte nur, balde
ruhest du auch."

Die Worte enthalten Wirkkräfte, die man erfahren kann, wenn man sich um sie bemüht. Das Wort kann Arznei sein. Worte etwa der Bibel. Dichterworte. Sätze, die wir uns selbst erfinden, können als Wegweisung, als Trost, als magische Möglichkeit zu Harmonie und Stille inmitten einer unruhigen Welt dienen.
Wir haben der Chemie viel zu verdanken, daran ist nicht zu zweifeln. Aber sie hat auch ihre Schattenseiten, wenn der Gebrauch chemischer Mittel übertrieben wird; das gilt nicht nur für Wasch- und Reinigungsmittel, auch für Medikamente, insbesondere Schmerz- und Beruhigungsmittel, von denen man abhängig werden kann. Beim älteren Menschen ist die Ausscheidung der Stoffe oft verzögert, so daß geringere Mengen genügen; wenn mehrere Mittel genommen werden, muß man beachten, daß diese sich gegenseitig

beeinflussen können, ihre Wirkung verstärken oder abschwächen. Wenn man auf eigene Faust rezeptfreie Mittel nimmt, muß man das mit seinem Arzt besprechen, der weiß, welche Mittel zusammen passen und welche nicht.
Wenn man von Heilpflanzen spricht oder allgemein pflanzliche Präparate bevorzugt, muß man wissen, daß auch Pflanzen giftig sein können; ihre Wirkstoffe sind chemischer Art. Die Volksmedizin kennt Kräuter und Pflanzen, die gerade beim alten Menschen die Stoffwechselprozesse günstig beeinflussen und daher gegen manche Alterskrankheit vorbeugend wirksam sind. Hier sind Zwiebel und Knoblauch zu nennen, Liebstöckel und Mistel, Maiglöckchen und Fingerhut. Die beiden letzten sind allerdings giftig und müssen in ihrer Wirkung auf das Altersherz genau dosiert werden.
Der Philosoph Arthur Schopenhauer hat bemerkt, das neun Zehntel des menschlichen Glückes von seiner Gesundheit abhängen. Eine vernünftige Lebensweise kann dazu helfen. Und was mit natürlichen Mitteln oder besser noch durch Vermeidung der Einnahme von schädlichen Stoffen erreicht werden kann, ist oft schon recht viel …

Von der Schwermut

Cato, ein berühmter Römer, hat im 2. Jahrhundert vor Christus gewußt: „Das hohe Alter, das alle zu erreichen wünschen, klagen alle an, wenn sie es erreicht haben.“ Dieser Satz mag noch heute für viele alte Menschen gelten, die an Depressionen leiden, und das sind, wie der Arzt weiß, nicht wenige.

Man muß freilich unterscheiden zwischen echter Gemütserkrankung, die in manchen Familien gehäuft auftritt und der Betreuung durch den Nervenarzt bedarf, und depressiven Verstimmungen. Die Behandlung sogenannter endogener Depressionen ist durchaus keine hoffnungslose Angelegenheit, nur gilt es, sich streng an Art und Menge der verordneten Medikamente und Anwendungen zu halten, die die Schwermut lindern und neuen Lebensmut schaffen können, bis die Kräfte der Seele wieder wachsen, mit denen das Leben weitergehen kann. Die bloße Einnahme von Beruhigungsmitteln, dem Tröster Alkohol oder irgendwelchen Stärkungsmitteln nützen da nichts, sie machen den Patienten höchsten abhängig von einer chemischen Krücke.

Im Gegensatz zu der echten, der endogenen Depression, ist die reaktive Depression seelisch bedingt und recht häufig, ja, fast eine Modekrankheit, die in falsch verarbeiteten Erlebnissen, in Enttäuschungen und Befürchtungen ihre Ursache haben kann.

Vielfach sind es falsche Erwartungen und Einstellungen, die uns krank machen. Der amerikanische Psychotherapeut Ellis hat solche „falschen Gedanken" zusammengetragen; ich will eine Auswahl schildern:

1. Es ist falsch zu glauben, jeder Mensch müsse mich mögen. Zwar brauchen Kinder liebende Anerkennung, aber für Erwachsene und alte Menschen gilt dies nicht mehr; unser Selbstbewußtsein sollte in der Lage sein, Kritik zu ertragen und unsere persönlichen Angelegenheiten unabhängig vom Urteil anderer zu gestalten.

2. Es ist falsch zu meinen, ich sei wertlos, weil mir Fehler unterlaufen sind und meine Leistungsfähigkeit Grenzen hat. Wer immer tüchtig und vollkommen erscheinen will, bezahlt das unter Umständen mit ständiger Überanstrengung und der Angst zu versagen.

3. Es ist falsch anzunehmen, daß es leichter sei, Schwierigkeiten auszuweichen, als sich ihnen zu stellen. Es ist belastend, Dinge, die man tun muß, aufzuschieben oder überhaupt zu unterlassen, wie etwa: aufräumen, Gymnastik treiben, weniger Torte essen, weniger trinken oder in einer Auseinandersetzung offen seine Meinung zu vertreten. Hinterher quält man sich sonst mit Schuldgefühlen und Vorwürfen. Mein Selbstgefühl wächst nur, wenn ich meine Schwierigkeiten meistere und so zufrieden sein kann.

4. Es ist falsch, davon auszugehen, daß alle Menschen schlecht und böse seien und daß mein Befinden, Glück oder Unglück, von anderen verschuldet sein könnte oder von einer belasteten Vergangenheit abhinge. Weder eine schwierige

Kindheit noch eine falsche Erziehung oder schlimme Nachbarn kann ich dafür verantwortlich machen, daß auch ich leiden muß. Mit Kummer und Ärger muß jeder fertig werden, auch ich. Und wenn ich positive Erfahrungen mit Menschen, die es ja auch gibt, nicht als Gegengewicht begreife, schädige ich mich nur selbst.
5. Es ist falsch, sich ständig über alle denkbaren Gefahren und Bedrohungen Sorgen zu machen. Angst vor der Zukunft hindert mich, die Gegenwart zu genießen, zufrieden und gelassen zu sein. Auch kleine Freuden haben ihren Wert. Was morgen kommt, wird man sehen, es kann besser werden, wie ich hoffe, es könnte auch schlimmer kommen, aber dann ist es immer noch Zeit, sich darauf einzustellen, tapfer zu sein und sich in das Unvermeidliche zu schicken.
Soviel von den falschen Gedanken. Der französische Apotheker Emile Coué riet den Leidenden, sich selbst gut zuzureden: „Es geht mir täglich besser und besser!", und im Falle von Beschwerden möge man zu sich sagen: „Es vergeht, es vergeht, es vergeht!" Ein solches Vorgehen nennt man Autosuggestion, Selbstbeeinflussung.
Worte sind geformte Gedanken. Falsche Gedanken können kaputtmachen, richtige Gedanken können helfen. Es ist nicht wahr, daß das Alter nur Leiden und Not bringt. Es bietet auch Freiheit, Abstand und Überschau. Und es hält für jeden, der danach sucht, Aufgaben bereit, die sich lohnen, die elastisch und lebendig erhalten. Die Gesundheit ist wichtig, und man soll durchaus etwas zu ihrer Förderung und Erhaltung tun, aber

es wäre grundfalsch, seinem älter werdenden Körper jede mögliche Mißempfindung abzulauschen und als eingebildeter Kranker in den Wartezimmern der Ärzte zu sitzen, wo man sich so schön über seine Beschwerden unterhalten und sogar vielleicht eine neue Krankheit entdecken kann ...

Nein, Scherz beiseite, für uns normale alte Menschen gilt es, positiv zu denken. Mit sich und anderen Geduld zu haben. Sich nicht einkerkern zu lassen in der Ecke der Einsamkeit. Wer in der eigenen Familie nicht Geborgenheit und Aufgabe findet, muß zu anderen Menschen gehen. Es gibt Kurse und Gesprächskreise für alte Menschen, etwa bei der Volkshochschule oder bei kirchlichen Bildungswerken, in denen man Anregungen findet, wie man mit sich besser zurecht kommt. Ich selbst habe, zum Teil gemeinsam mit meiner Frau, solche Kurse abgehalten, in denen auch das autogene Training erlernt werden konnte. Gerade ältere Teilnehmer haben da erfahren, wie man den richtigen Umgang mit sich selbst steuern kann, Beschwerden bessern, Gelassenheit einüben, Zufriedenheit und Seelenruhe erfahren. Es besteht kein Grund zur Mutlosigkeit. Etwas Vernünftiges mit sich anfangen, dazu ist es nie zu spät, und das ist zugleich die beste Vorbeugung gegen die Modekrankheit Depression.

Und zum Schluß: Ich muß auch den Mut haben, einmal traurig zu sein. Mich auf Verluste einstellen, Beschränkungen erkennen. Lao-Tse hat einmal gesagt, vor 2000 Jahren: „Der Weise redet nicht, er nimmt hin, was kommt, er nimmt hin, was geht, er nimmt hin, was schwindet. Weil er des Friedens Fülle hat.“ Manchmal hilft uns ein Wort weiter, eines Weisen, eines Dichters oder eines aus dem Evangelium, das uns heil macht.

Guten Appetit!

„Essen und Trinken hält Leib und Seele zusammen", ein Sprichwort, das wohl jeder schon einmal gehört hat.
Aber: Was und wieviel sollen wir als ältere Menschen zu uns nehmen, um dabei gesund zu bleiben? Das ist eine Frage, auf die sich so leicht keine allgemeingültige Antwort finden läßt. Wir sind in bezug auf unseren Stoffwechsel sehr unterschiedlich angelegt, für den Beleibten muß das Rezept anders lauten als für den Abgemagerten, für den mit dem hohen Blutdruck gelten andere Regeln als für den mit niedrigem. Auch die Lebensgewohnheiten spielen eine Rolle, wer sich weniger bewegt, braucht weniger als der, der noch viel unterwegs ist und sogar noch Sport treibt.
In den Jahren nach dem Krieg arbeitete ich an einer deutschen Universitätsklinik. Das waren die mageren Jahre. Es gab keine Gicht, so gut wie keinen Herzinfarkt, kaum Gallenleiden, ganz wenige, die an Alterszuckerkrankheit litten, von Fettsucht war keine Rede. Das hat sich in den Jahren der Freßwelle, wie man wohl damals sagte – grundlegend geändert. Erst allmählich hat man erkannt, daß insbesondere Kreislauf- und Stoffwechselkrankheiten als Folge von Fehl- und Überernährung den Umfang einer Volksseuche angenommen hatten, vom Alkoholmißbrauch ganz zu schweigen, und daß es nun galt, sich um Abspecken und Diätkost zu kümmern. Hinzu kommt, daß sich die Lebensweise der Erwerbs-

tätigen erheblich verändert hat, schwere körperliche Arbeit haben uns die Maschinen weitgehend abgenommen, aus eifrigen Fußgängern sind Autofahrer geworden. Aber viele haben ihre Ernährungsweise diesen veränderten Verhältnissen nicht angepaßt: durch radikale Verminderung der Nahrungsmenge oder jedenfalls ihres Brennwertes, also der Kalorien bzw. Joules (1 Joule ist etwa 1/4 Kalorie). Dabei ist zu beachten, daß es nicht ausreicht, seine Kost auf eine bestimmte Kalorienzahl zu berechnen, sondern daß es auch den abgestimmten Gehalt der einzelnen Grundbestandteile der Nahrung zu beachten gilt, also Kohlenhydrate, Eiweiß und Fette.

So müßte man eigentlich für jeden einzelnen Menschen eine persönliche Diät festlegen. Das ist bei Gemeinschaftsverpflegung in Betrieben oder Heimen natürlich kaum möglich und bereitet schon in Krankenhäusern Probleme. Am besten sind diejenigen dran, die einen eigenen Haushalt führen und für sich selbst und ihren Partner eine ausreichende, bekömmliche und wohlschmeckende Ernährung herstellen können. Grundlage eines Diätplanes sollte in jedem Fall eine eingehende Untersuchung durch den Hausarzt sein, die besondere Risikofaktoren aufdecken kann: erhöhten Blutzucker, erhöhte Blutfettwerte, erhöhte Harnsäurewerte, erhöhten Blutdruck, zuviel Körpergewicht. Liegt kein besonderes gesundheitliches Risiko vor, das eine spezielle Diät erfordert, käme für den Menschen über 60 eine allgemein verträgliche Kost für ältere Menschen in Betracht, die etwa folgende Gesichtspunkte beachten sollte:

1. Ausreichende Flüssigkeitszufuhr: Ungefähr 1 bis 2 Liter Flüssigkeit sollte der ältere Mensch am Tag zu sich nehmen, damit eine genügende Ausscheidung der Stoffwechselschlacken ermöglicht wird. Tee, Obstsaft, Mineralwasser (kochsalzarm), gelegentlich auch Kaffee, Buttermilch und Suppen.
2. Der ältere Mensch sollte nicht zu wenig Eiweiß zu sich nehmen, täglich etwa 70 bis 100 g, am besten in Form von magerem Fleisch, magerem Fisch, magerem Käse, Joghurt, Quark und dergleichen.
3. Mit der Zufuhr von Kohlehydraten, insbesondere in Form von Feingebäck, Zuckerwaren und Weißmehl gilt es Maß zu halten, während Honig und Vollkornbrot empfohlen werden können, insgesamt sollte die Kohlenhydratmenge 150 g nicht überschreiten.
4. Auch die Fettmenge soll knapp gehalten werden, ca. 60 bis 80 g sind ausreichend, dabei empfiehlt sich, zur Hälfte Fett mit ungesättigten Fettsäuren pflanzlicher Herkunft zu verwenden, möglichst unerhitzt als Sonnenblumenöl oder Leinöl, wie man es in Diätmargarinen findet. Nach neueren Forschungen ist Butter weniger schädlich und kann durchaus in mäßiger Menge genossen werden.
5. Genußgifte sollten sehr mäßig und nicht regelmäßig genossen werden. Kaffee nicht mehrmals am Tage, leichte Weine nicht jeden Tag, keine konzentrierten alkoholischen Getränke wie Likör und Schnaps. Das Rauchen sollte man am besten lassen.
5. Frischobst und vitaminhaltige Nahrung sollte man bevorzugen, frischen Salat!

Am besten besorgt man sich eine Tabelle, auf der man nachlesen kann, in welchen Nahrungsmitteln wieviel Eiweiß, Kohlehydrate und Fett enthalten sind.
„Unser Leben ist ein dauerndes Zusichnehmen und Vonsichgeben"; dieser Satz muß beachtet werden. Über die Hälfte der älteren Frauen und über 1/3 der Männer leiden an Verdauungsstörungen, meist Verstopfung, Völlegefühl, Blähungen und auch gelegentlich Durchfällen. Viele helfen sich durch Abführmittel. Aber das ist ein schlechter Weg. Der Darm meint dann, wenn er sich an die Wirkung solcher Mittel gewöhnt hat, er brauche sich selbst nicht weiter anzustrengen und wird noch träger, so daß die Menge des Abführmittels gesteigert werden muß. Außerdem droht Verlust an lebenswichtigen Mineralien durch Mißbrauch von Abführmitteln, besonders von Kalium, das für die Muskeln, auch den Herzmuskel, große Bedeutung hat, aber auch für die Darmmuskulatur, die ja zuständig ist für einen geregelten Stuhlgang, und so kommt es, daß sich ein Teufelskreis einstellt und schließlich eine lebensgefährliche Darmträgheit entsteht, die zum Darmverschluß führen kann. Dabei ist auch ein träger Darm durchaus erziehbar. Die Ernährung muß Ballaststoffe enthalten, Gemüse, rohes Obst, Salate, Vollkornbrot, Weizenkleie, Leinsamen können hinzukommen. Man muß den Darm daran gewöhnen, sich täglich um die gleiche Zeit ausreichend zu entleeren, morgens, etwa nach dem Frühstück, oder abends vor dem Zubettgehen. Man muß sich dabei Zeit lassen, gemütlich hin-

setzen, am besten in einem wohnlich-warmen WC, man kann dabei lesen, Musik hören und sich entspannen. Gleichzeitig ist mit der Menge der gewohnten Abführmittel langsam zurückzugehen, bis man es „ohne" schafft; drei bis vier Monate werden Sie dazu schon benötigen. Wenn Sie sich zusätzlich daran gewöhnen können, regelmäßig und bei jedem Wetter mindestens eine Viertel- bis halbe Stunde geruhsam spazieren zu gehen, werden Sie sehr zur Förderung Ihres Stoffwechsels beitragen und sich dann in jeder Beziehung erleichtert fühlen können. Eine Waage, mit der Sie wöchentlich Ihr Körpergewicht kontrollieren, ist für eine gesunde Ernährung unumgänglich, sie zeigt Sünden und Erfolge zuverlässig an.
Und noch etwas: Besonders für Übergewichtige ist es besser, fünf kleine Mahlzeiten zu genießen als drei große. Hunger empfinden wir, wenn der Magen leer, Sättigung, wenn er gefüllt ist. Bei kleinen Mengen gewöhnt er sich daran, schon bei geringer Füllung Sättigung zu signalisieren.
Ich selbst esse gern, besonders auch, wenn alles nett und auch für das Auge bunt angerichtet ist, und in Gesellschaft. Man ißt auch mit dem Auge. Und ein freundliches Tischgespräch fördert die Verträglichkeit, hilft, sich Zeit zu lassen, zu genießen. Wer für sich allein und rasch aus dem Kühlschrank irgend etwas herunterschlingt, weiß nichts davon, wie gut und bekömmlich eine einfache Mahlzeit an einem schön gedeckten Tisch sein kann, die man dankbar zu sich nimmt.
Wer ein Tischgebet als Einstimmung spricht, wird sich damit nicht schaden.

Falten

Menschliche Schönheit entfaltet sich allmählich, und im Alter faltet sie sich wieder zusammen: Wir werden runzelig, die Haut erschlafft, sie wird schlecht durchblutet, häßlich ...

Ist das wirklich so? Ich erinnere mich an das Gesicht meiner Urgroßmutter, ihr freundliches Lächeln. Ein Bild meiner Großmutter hängt neben meinem Schreibtisch an der Wand. Freilich gibt es da Falten, die ihrem Gesicht Kontur geben, damals war sie fast 80 Jahre alt. Auch das Bild meines Vaters sehe ich. Sind es Sorgenfalten? Spuren des Nachdenkens, von Lebensleid? Die Schönheit dieser Ahnengesichter ergreift mich immer wieder, und nicht nur mich. Mancher Besucher schaut sie aufmerksam an. Die Schönheit eines Altersgesichtes ist anderer Natur als die eines jungen Menschen.

Warum sollen wir unsere Falten nicht mit Stolz tragen, die Lebensspuren, die einem Gesicht Würde und Reife bescheinigen. Wir sollen uns nicht vernachlässigen. Gesichtshaut und Haar bedürfen der Pflege. Die Haut ist ein kompliziertes Organ, das uns schützt und das wir schützen sollen, damit es seinen treuen Dienst an den Grenzen unseres Körpers lange und weiterhin leisten kann. Und da können wir nicht früh genug damit anfangen, damit es gelingt, daß unsere Altershaut nicht vorzeitig ihren treuen Dienst aufgibt, wund und krank wird.

Zunächst ist zu warnen vor einem Übermaß an

Sonnenstrahlen am Strand, auf dem Balkon, im Gebirge. Auch von Sonnenbänken halte ich nichts. Braunwerden ist kein Zeichen für Hautgesundheit! Sonnenbrand läßt die Haut frühzeitig ihre Elastizität verlieren. Strahlen führen nicht nur zu Fleckenbildung in der Haut, auf lange Sicht können sie die Entstehung von Hautgeschwülsten begünstigen, auch von solchen, die bösartig und lebensgefährdend werden.

Natürlich sollen wir die Haut reinhalten. Aber ein Übermaß an heißem Wasser, Seife und gebräuchlichen Bade- und Duschmitteln tut unserer Haut nicht gut, sie wird fettarm und rissig, auch verliert sie ihren vor Bakterien und Pilzen schützenden Säuremantel. Viele Deos, das sind Desinfektionsmittel, die das Bakterienwachstum hemmen, greifen die Haut an.

Man muß, je nach Hauttyp, nach der Waschung für eine Rückgabe von Feuchtigkeit und Fett Sorge tragen. Extrakte von Kamille oder Ringelblume (Calendula) sind als Zugabe empfehlenswert für Hautöl oder einfache Feuchtigkeitscreme. Mit diesen können wir gleich mit einer milden Selbstmassage für bessere Durchblutung von Gesichts- und Körperhaut beginnen. Dabei sollten wir immer zum Körperinneren hin ausstreichend massieren. Von den Füßen aufwärts über die Kniegegend zur Leistenbeuge hin; von den Händen armaufwärts zur Achselhöhle, von der Gesichtsmitte zur Ohrgegend und zum Kieferwinkel, dabei kann die Gewebsflüssigkeit (Lymphe) ihren Rückfluß in den Blutkreislauf finden.

Für die Pflege des Rückens empfiehlt sich, wenn vorhanden, die Hilfe eines Partners in Anspruch zu nehmen. Wer ihn nicht hat, kann sich einer gestielten Bürste oder einer Rubbelbinde bedienen, die man mit ihren beiden Schlaufen selbst über den Rücken ziehen kann. Ein Übermaß an Bürstenmassage ist aber zu meiden, weil sonst feinste Verletzungen der Haut vorkommen.
Viele ältere Menschen leiden an Hautjucken, besonders bei Nacht. Hier können hautfreundliche Einreibungen, z. B. mit Calendulasalbe 10%ig, helfen, oder Vitamine der B-Gruppe und gewisse Mineralien wie Jod, Magnesium, Calcium oder auch Kalium. Der Arzt kann im Labor feststellen, ob ein derartiger Mangel besteht, der nicht selten auch durch reichliche Verwendung von Abführmitteln verursacht sein kann. Zuweilen können Hautausschläge auch Zeichen einer ernsthaften inneren Erkrankung sein; hausärztliche Untersuchung ist zu empfehlen!
Die beste Vorbeugung gegen Hautprobleme ist eine gesunde Ernährung: wenig Alkohol, mäßig Zucker, hinreichend Ballaststoffe, zuweilen Leinsamen für einen geregelten Stuhlgang.
Der englische Arzt Robert Fontheim sagte zu alten Menschen: „Erwarten Sie zu viel von Ihren Ärzten? Ihre Gesundheit liegt vor allem in Ihrer Hand!“ Und er empfiehlt, man solle ab und zu in den Spiegel schauen, ohne ein schlechtes Gewissen zu haben. Er hält Schönheit und Körperbewußtsein nicht für eine Domäne der Jugend, ein reifer Körper müsse nichts von seiner Anziehungskraft verlieren. Die Aufgabe sei es gerade

für den alten Menschen, bewußt etwas für Beweglichkeit, einen guten Kreislauf, eine ungestörte Verdauung und den zufriedenen Genuß der Lebensfreuden zu tun.
Also kann auch ein alter Mensch durchaus noch in einer guten Haut stecken. Er sollte dabei aber nicht auf Geschäftemacher der Kosmetikbranche hereinfallen, die ihm eine Fülle von teuren, duftenden, aufwendig verpackten Lotionen, Salben und Cremes aufschwatzen wollen. Eine einfache Creme für eher fettige und eine milde Salbe für eher trockene Haut tun es durchaus.
Und wenn etwas an ihrer Haut nicht in Ordnung ist, suchen Sie am besten gleich einen erfahrenen Hautarzt auf, denn es können Pilzinfektionen dahinterstecken, es kann sich um harmlose Altersflecken oder -warzen handeln, aber eben auch in manchem Fall um einen beginnenden Hautkrebs, den es beizeiten zu entfernen gilt, oder sogar um den gefürchteten Schwarzkrebs, das maligne Melanom, auf den man achten muß, wenn ein dunkler Fleck sich in Form und Farbe verändert. Dann kann nur der Fachmann entscheiden, ob es sich um eine harmlose Sache oder aber um eine gefährliche Krankheit handelt.
Solange wir leben, werden wir uns verändern. Auch unsere Haut wird dünner, schlaffer und verletzlicher. Aber wir können viel dazu tun, daß sie uns so erhalten bleibt, wie wir es wünschen. Wie sagt man doch von einem verläßlichen Menschen? Er ist eine gute Haut!
Und nun will ich dieses Kapitel mit einem Vers schließen, an dem man sich orientieren sollte:

Wir sind die lebendigen Alten,
und den Mut verlieren wir nicht.
Wir tragen mit Stolz unsere Falten
und ein Lächeln im Angesicht!

Vom Umgang mit Ärzten

„Der Geist der Medizin ist leicht zu fassen; Ihr durchstudiert die große und kleine Welt, um es am Ende gehn zu lassen, wie's Gott gefällt." So läßt Goethe im Faust den Teufel zum Schüler sprechen. Im Mittelalter mag das so gewesen sein. Die moderne Medizin und ihre Adepten, Ärzte also, und ihre tüchtigen Helfer, vermögen viel im Kampf gegen Krankheit und Gebrechen, wenn auch nicht alles. So wie die Mediziner den Umgang mit ihren Patienten in einer langen Ausbildung mühsam erlernen müssen, so sollten sich auch die Patienten einmal Gedanken machen, wie sie es ihrerseits mit den Medizinern halten müßten, damit die Behandlung ihrer Beschwerden gelingt und Mißverständnisse und Mißerfolge möglichst vermieden werden …

Wie wäre es also mit einem kurzen Kurs: Über die richtige Behandlung von Ärzten?

Das Ansehen der Ärzte steht trotz mancher böser Nachrichten über einzelne Angehörige dieses Berufsstandes noch immer an der Spitze aller Berufe, wenn wir den Meinungsforschern glauben dürfen. Es gibt zwar viele Ärzte, aber sie sind alle so beschäftigt; das merken Sie bald, wenn Sie im Wartezimmer oder in Ihrem Krankenbett auf Ihren Arzt warten müssen. Woher kommt diese Überbeschäftigung, wo doch die Wissenschaft in den letzten Jahrzehnten so große Fortschritte gemacht hat? Es gibt immer mehr Krankheiten, die behandelt, geheilt oder doch wenigstens in

Schranken gehalten werden können; früher kannte und kurierte der Arzt nur wenige Leiden, an den übrigen starben die Patienten und erreichten so im Durchschnitt ein viel geringeres Lebensalter. Das ist eine der Ursachen dafür, daß der Arzt so viel zu tun hat. Und neben Sprechstunde und Krankenbesuchen muß er sich fortbilden, um sich mit den neuesten Forschungen und Erfahrungen vertraut zu machen.

Gehen wir einmal davon aus, daß der Arzt bestrebt ist, jedem die beste Behandlung zu bieten. Er sucht sich seine Patienten nicht aus. Sie haben dagegen die Möglichkeit, Ihren Arzt zu wählen; Sie können ihn auch wechseln, wenn Sie nicht zufrieden sind, dazu kann es Anlässe geben ... Aber tun Sie das bitte nicht zu oft! Denn Ihr Arzt braucht Zeit, Sie kennenzulernen. Wenn er um Ihre Lebens- und Krankheitsgeschichte weiß, wird er besser raten und helfen können, als wenn Sie nur ein- oder zweimal als Zugvogel bei ihm auftauchen.

Immer wird es dringende Fälle geben, die die sofortige Tätigkeit Ihres Arztes – gerade wenn Sie im Wartezimmer sitzen – bei anderen Personen nötig machen; haben Sie dafür Verständnis, es könnte ja auch einmal sein, daß Sie selbst so ein Notfall wären, und dann würde er Sie warten lassen ... Aber bei Nacht soll man ihn, wenn vermeidbar, in Ruhe lassen, denn er hat keinen Acht-Stunden-Tag!

Beim Arzt gibt es ein Sprechzimmer und ein Wartezimmer. Es empfiehlt sich, wenn man wartet, Ruhe zu bewahren; laute Unterhaltungen, besonders solche über Krankheiten, sind zu vermeiden, sie stören oder beunruhigen andere Wartende. Besser ist es, Sie überlegen sich, was Sie dem Arzt zu sagen haben, zur Vorgeschichte, frühere Krankheiten, Operationen, Allergien und ob in der nahen Verwandtschaft oder sonstigen Umgebung ähnliche Störungen oder Krankheiten schon vorgekommen sind. Der Arzt wird Sie danach fragen, wenn dies einen Rückschluß auf Ihr Leiden erlaubt, und Sie sollten ihm nichts verschweigen, denn Sie müssen sich ihm anvertrauen, wenn er das Richtige für Sie tun soll. Falsche Scham ist nicht angebracht; und Sie dürfen sich auf seine Diskretion verlassen, er ist an seine Schweigepflicht Dritten gegenüber gebunden.

Es gibt Menschen, sicherlich gehören Sie nicht zu diesen, die über ihr Leiden genauestens Bescheid wissen, und auch über das Mittel, das ihnen hilft. Sie haben erst kürzlich in einer Illustrierten darüber gelesen, darum brauchen sie nur das Rezept, das da empfohlen wurde. Unglücklicherweise hat aber der Arzt diesen Artikel nicht gelesen, er entnimmt seine Kenntnisse der Fachliteratur, die kritisch und wissenschaftlich berichtet und keine versteckte Reklame enthält, wie so mancher Artikel aus der Regenbogenpresse.

Es gibt gute Hausmittel: Tees und Pflaster, feuchte Wickel, die durchaus helfen können. Aber ob das Fieber, an dem Sie leiden, harmlos ist oder ob etwas Ernstes dahintersteckt, das kann nur der Arzt durch seine Untersuchung feststellen. Deshalb nehmen Sie nicht auf eigene Faust fiebersenkende Mittel, die die Krankheitszeichen verschleiern können. Lassen Sie sich auch nicht von Bekannten „todsichere" Medikamente aufnötigen. Was denen geholfen hat, könnte Ihnen schaden. Eine falsche Behandlung kann schlimmer sein als gar keine!

Ein guter Patient zu werden mag leichter sein, als ein guter Arzt, aber es liegt durchaus in Ihrem Interesse, sich auch einmal Gedanken darüber zu machen, wie Sie eine positive Beziehung zu Ihrem Arzt fördern können: durch genaue Befolgung seiner Ratschläge, durch präzisen Bericht über Ihr Befinden, durch sofortige Nachfrage, wenn Sie etwas nicht genau verstanden haben, und dadurch, daß Sie sich seine Hinweise notieren oder sich aufschreiben lassen, wann und wie oft ein bestimmtes Mittel anzuwenden ist. Zuverlässige Zusammenarbeit mit Ihrem Arzt ist nötig, wenn ein gutes Ergebnis, das beide Teile befriedigt, erzielt werden soll.

Der gute Arzt kennt seine Grenzen; wenn er Sie zu einem Facharzt überweist, hat er seine Gründe dafür. Aber Sie sollten nicht, ohne mit ihm zu sprechen, von sich aus einen anderen Arzt aufsuchen! Das könnte er übelnehmen. Und wer mehrere Ärzte befragt, wird möglicherweise unterschiedliche Ansichten über den besten Weg zur Genesung hören und durch diese erst recht ratlos sein! Die Beziehung zu Ihrem Arzt sollte den Charakter gegenseitigen Vertrauens, ja der Freundschaft haben, das erfordert Zuverlässigkeit und Treue. Und bedenken Sie dabei, daß Ihr Arzt und seine Mitarbeiter auch Menschen mit Eigenheiten und Empfindlichkeiten sind; man muß sich aneinander gewöhnen, und das braucht seine Zeit. Als Ruheständler haben Sie mehr Zeit als berufstätige Patienten. Erkundigen Sie sich, wann Ihr Besuch am besten paßt, dann müssen Sie nicht lange warten, und man hat dann auch genügend Zeit für Sie.

Die Natur heilt …

Naturheilkunde bedeutet Krankenbehandlung mit diätetisch-physikalischen Mitteln, möglichst ohne Medikamente. Diät heißt Regelung der gesamten Lebensweise, des Tagesablaufs, der Ernährung und eine den Kräften und Neigungen angemessene Arbeit oder Beschäftigung. Physikalische Mittel entsprechen den vier Elementen: Erde, Wasser, Luft und Feuer (Wärme). In unserer modernen Zivilisation haben wir uns weit vom alten Lebens- und Heilwissen entfernt. Zwar hat die moderne naturwissenschaftliche Medizin und Hygiene einiges bei der Bekämpfung der Infektionskrankheiten aufzuweisen, was seit 1900 zu einer Zunahme der Lebensdauer der europäischen Bevölkerung um 30 Jahre geführt hat, aber andererseits ist es durch Umweltvergiftung und ungesunde Lebensweise zu mannigfachen Zivilisationsschäden gekommen. Schließlich haben auch die Alterskrankheiten eine besondere Bedeutung bekommen.

Daher ist es immer wieder wichtig, sich auf das bewährte Heilwissen der Naturmedizin zu besinnen. Dies sollte jedoch nicht im Gegensatz zur sogenannten Schulmedizin geschehen, sondern zu ihrer Ergänzung. Naturheilkunde bekämpft ja nicht die einzelne Krankheit oder ihr Symptom, sie stärkt vielmehr die körpereigenen Abwehrkräfte, regt den Kreislauf an und kräftigt den Organismus durch klug dosierte Reize wie Kälte, Wärme oder Bewegung. Sie versucht, schädliche

Lebensweisen durch förderliche zu ersetzen. Auch das Seelische ist dabei sehr wichtig, und oft helfen auch der Glaube und die eigene Aktivität, daß Genesung gelingen kann.

Wasserkuren mit innerlicher und äußerlicher Anwendung kannte bereits die antike Medizin. Überall, wo die Römer hinkamen, sorgten sie für gesundes Wasser, das sie oft von weither zu ihren Siedlungen leiteten, und errichteten ihre Bäder.

Der erste Arzt, der sich in neuerer Zeit systematisch mit Kaltwasserbehandlungen befaßte, war um 1700 der Arzt Siegmund Hahn im schlesischen Schweidnitz. Er und sein Sohn beschrieben die günstigen Ergebnisse ihrer Kuren ausführlich, fanden aber bei den Ärzten ihrer Zeit kaum Aufmerksamkeit und keine Nachfolger. So blieb es in der Folge zunächst Laienbehandlern überlassen, das Wissen von der Heilkraft des Wassers weiterzubringen. Es war Vinzenz Priesnitz aus Freiwaldau am Fuße des Altvatergebirges, der als Bauer ein umfangreiches Ritual der Wasserbehandlung praktizierte. Seine Erfolge sprachen sich herum, und es kamen im Laufe der Zeit 45.000 Patienten in seine ländliche Gegend zur Kur, darunter auch zahlreiche Ärzte und hochgestellte Persönlichkeiten. Der russische Dichter Gogol und der französisch-polnische Komponist Chopin waren seine Patienten, und schließlich wurde er sogar 1833 an den Hof nach Wien berufen, um die Kaiserinmutter zu behandeln.

Johann Schroth wendete bei seinen Kuren nicht nur das kalte Wasser so rigoros an wie Priesnitz, er empfahl auch feuchte Wärme und legte großen

Wert auf genaueste Regelung der Ernährung, auf Körperbewegung, Licht-, Luft- und Sonnenbäder. Pfarrer Sebastian Kneipp schließlich hat mehr als seine Vorgänger Schule gemacht. Nachdem er ein eigenes Lungenleiden als junger Mann durch eine heroische Kaltwasserbehandlung, durch Bäder in der Donau mit anschließendem Marschieren, hatte heilen können, wurde er Seelsorger in Wörishofen. Dort richtete er in einer Waschküche einen Behandlungsraum ein. Die Erfahrungen seines Lebenswerkes hat er in zwei Büchern beschrieben: „Meine Wasserkur" und „Mein Testament". Aus seinem Wirkort ist ein Weltkurort geworden. Kneipp konnte auf den Erfahrungen seiner Vorgänger aufbauen, die er in genialer Weise vervollständigt und verfeinert hat, er faßte sein Amt als das eines Erziehers für Leib und Seele zu einer gesunden Lebensweise auf. Zahlreiche Kneippkurorte sind nach seinem Vorbild entstanden. Ich selbst lebe in einem solchen Kurort, in Fredeburg im Hochsauerland, wo man in einer harmonischen landschaftlichen Umgebung Kneippsche Anwendungen in Anspruch nehmen und weite Spaziergänge machen kann, und ich weiß von zahlreichen, auch älteren Menschen, die dort gesund geworden sind.
Nicht nur körperliche Bewegung und die Anwendung von Wasser, Kälte und Wärme können bei manchen Krankheiten wirksam sein, sondern auch eine Ernährungstherapie, wie sie der Schweizer Arzt Bircher-Benner in seiner Klinik entwickelte, indem er vorwiegend Rohkost verabreichte und durch radikale Umstellung der Er-

nährung sensationelle Besserungen bei Stoffwechselerkrankungen und Vitamin-Mangelleiden erzielte. Das Müsli ist seine Erfindung.
Auch die Erde hat ihren Heilwert; mit Lehm und Heilerde, innerlich und äußerlich angewendet, werden oft beachtliche Erfolge erzielt; Mineralien und Spurenelemente sind lebensnotwendig zur Aufrechterhaltung des inneren Stoffwechsels. Hier ist in erster Linie des „Lehmpastors" Emanuel Felke zu gedenken, Sohn eines für die Homöopathie interessierten Pädagogen aus der Altmark. Felke studierte in Berlin nicht nur Theologie, sondern auch mit großem Interesse Naturkunde, und hörte Vorlesungen der Mediziner nebenbei. Nachdem er in Münster sein theologisches Examen bestanden hatte, wirkte er als Geistlicher in Kronenberg bei Elberfeld und später in Repelen bei Krefeld. Neben der Seelsorge beschäftigte ihn auch die Beratung der Kranken, und anläßlich einer Diphtherie-Epidemie lernte er, die Entzündungen mit Lehmumschlägen zu bessern. Er begründete eine Naturheilanstalt, die den hoffnungsvollen Namen „Jungborn" erhielt. Im Jahr 1912 legte er sein Pfarramt nieder, um sich ganz der Krankenbehandlung zu widmen. Die Hauptrolle bei der Felke-Behandlung spielen Lehmumschläge und Lehmbäder, Freiluftbehandlung, Frischkost und der Gebrauch von nicht einengender Kleidung aus Naturfasern. An zahlreichen Orten entstanden Felke-Naturheilanstalten. Sein Ruhm drang rasch über die Grenzen Deutschlands hinaus. Ein reicher Amerikaner ließ ihn sogar zu sich nach Amerika kommen, und es gelang Felke, ihn zu

heilen. Das Angebot aber, ihm dort nicht nur ein Krankenhaus, sondern auch eine Kirche zu bauen, lehnte er ab, das Heimweh war zu groß. Er soll insgesamt eine halbe Million Menschen beraten und behandelt haben. Seine Neider machten es ihm nicht leicht. Als er 1926 im Alter von 70 Jahren in München starb, hinterließ er nur Schulden.

Es können hier nicht alle Namen genannt werden, viele haben sich immer wieder mehr oder weniger erfolgreich für die Naturheilkunde eingesetzt. Aber vielleicht sollte ich noch von Professor Schwenninger berichten, der Leibarzt Bismarcks gewesen ist und dessen Krankengeschichte bezeichnend für die Wirkungsmöglichkeiten der Naturheilkunde sein kann: Bismarck befand sich 1880 mit 65 Jahren in sehr schlechtem Gesundheitszustand. Er litt an Nervenschwäche, ungeklärten Schmerzen und hartnäckigen Leibbeschwerden, schlafen konnte er fast überhaupt nicht mehr. Ihn behandelte Professor Frerichs von der Berliner Universität, eine angesehene Kapazität. Dieser nahm einen Darm- und Leberkrebs an, gab ihm noch ein halbes Jahr Lebensfrist und verordnete reichlich Schlaf- und Schmerzmittel. Das Befinden des Kanzlers verschlechterte sich zunehmend. Durch einen Zufall wurde Bismarck mit Dr. Schwenninger bekannt, der erst 30 Jahre alt und Sohn eines Landarztes aus der Oberpfalz war. Der junge Mann äußerte sich forsch, er hielte das Leiden der Exzellenz für eine Folge seiner ungesunden Lebensweise mit Bewegungsmangel, Überernährung und Überreizung. Bismarck begab sich, verzweifelt wie er war, in die Behandlung des jungen Arztes. Schwenninger schränkte Nahrung radikal ein, auch den Genuß des von Bismarck so geschätzten Alkohols, ersetzte die Schlaf- und Schmerzmittel durch heiße Umschläge und kühle Bäder, ordnete Massagen an. Zweimal täglich mußte Bismarck turnen und zweimal täglich war ein Fußmarsch oder Ausritt verordnet. Unter dieser Lebensweise verlor Bismarck erheblich an Gewicht, die Wassersucht schwand, er wurde völlig gesund. Noch 19 Jahre lebte er bis zu seinem 83. Jahr. Als Bismarck 1890 aus seinen Staatsämtern entlassen wurde, blieb Schwenninger sein Leibarzt, und ihm ist es zu verdanken, daß Bismarck, statt verbittert und untätig zu bleiben, in seinem hohen Alter noch seine „Gedanken und Erinnerungen" seinem Sekretär in die Feder diktierte, auch dies war ein therapeutischer Rat. Schwenninger hat später in Großlichterfelde bei Berlin das erste Krankenhaus, in dem Naturheilweisen angewendet wurden, eingerichtet und geleitet.

Wenn wir uns heute wieder mehr Gedanken als frühere Generationen über eine naturgemäßere Lebensweise und Heilkunde machen, so ist das in einer giftiger werdenden Umwelt sicher gut. Dabei muß aber beachtet werden, daß auch die Chemie zunächst ja mit Naturstoffen umgeht, die sie nur verwandelt zu spezielleren Wirkstoffen. Der Gedanke, daß alles, was unmittelbar aus der Natur kommt, immer harmlos und unschädlich sei und der Gesundheit förderlich, ist ein Fehlschluß. Man denke nur an Giftpflanzen, schädliche Naturdrogen oder giftige Pilze!

Der berühmte Arzt Paracelsus hat an der Schwelle der Neuzeit gesagt: „Alle Dinge sind Gift, nur die Dosis macht, ob ein Ding Gift ist oder nicht!"
Wenn die Naturheilkunde auch nach Möglichkeit Arzneistoffe vermeidet, so verwendet sie doch auch pflanzliche und mineralische Stoffe aus dem Naturreich, wobei sie nach Möglichkeit solche auswählt, die in üblicher Dosis nicht schaden können. Einen besonderen Weg geht die Homöopathie, wenn sie Wirkstoffe in großer Verdünnung anwendet, um eine Umstimmung der Körperreaktionen zu erreichen. Als Beispiel möchte ich berichten, wie ein homöopathischer Arzt etwa Magenbeschwerden, die mit Übelkeit einhergehen, zu beeinflussen sucht: Er verwendet einen stark verdünnten Auszug aus der Brechnuß, Nux vomica. Unverdünnt wirkt diese Droge magenreizend und als Brechmittel. Verdünnt und regelmäßig angewendet, veranlaßt sie den empfindlichen Magen zum Widerstand gegen diese Brechneigung, so daß der Magen sich beruhigt; auch gegen Übelkeit bei Luft- und Seereisen ist diese Behandlung bewährt. Der homöopathisch arbeitende Arzt kennt eine Fülle solcher Arzneimittel verschiedener Substanzen, und er weiß je nach den Beschwerden diese Stoffe verdünnt als eine Art Gegengift einzusetzen. Dies ist bei chronischer Krankheit, aber auch bei akuten Befindlichkeitsstörungen oft hilfreich.
Im ganzen ist eine sanfte, behutsame Krankenbehandlung mit pflanzlichen, homöopathischen und Naturheilmitteln oft gerade auch für ältere Menschen geeigneter als das stark wirkende Arsenal

aus der chemischen Industrie, wenn es um mehr oder weniger harmlose Beschwerden geht; bei ernster Erkrankung freilich wird man immer die diagnostischen und therapeutischen Möglichkeiten der klinischen Medizin einzusetzen haben. Beide zusammen, Schulmedizin und Naturheilkunde, sollten als Ganzheitsmedizin zu einer ärztlichen Kunst gehören, die förderlich für die Gesundheit und zugleich so ungefährlich wie möglich ist.

Bevor uns Hören und Sehen vergeht …

„Wer Ohren hat zu hören, der höre!", so lesen wir in der Offenbarung des Johannes. Wie selbstverständlich klingt dies biblische Wort. Aber hat nicht so mancher von uns Älteren Probleme mit dem Gehör? Und manch einer, der es nicht wahrhaben will, versteht zuweilen gar nicht, was man zu ihm gesagt hat.

Viele Kirchen halten besondere Kopfhörer für Schwerhörige bereit. Mein Großvater wurde wegen seines Gehörleidens vorzeitig pensioniert. Er wurde im 65. Lebensjahr, als er in der Stadt das Herannahen und Läuten einer Straßenbahn nicht hörte, von dieser erfaßt und tödlich verletzt. Meine Urgroßmutter benützte ein Höhrrohr aus Zelluloid, das sie immer dem jeweiligen Sprecher entgegenhielt, das machte sie nicht ganz ohne Diplomatie: Sie hörte meist nur das, was angenehm war, das andere überhörte sie gern …

Heute gibt es ja unauffälligere und vor allem bessere Hörhilfen, und bei der sogenannten Otosklerose (Verknöcherung des Mittelohres) gelingt es oft durch operative Methoden, den Hörschaden zu beheben oder zu bessern.

Im Alter lassen manche Leistungen unseres Nervensystems und unserer Sinnesorgane nach; das Sehen, aber auch Geruch und Geschmack können schwächer werden. Beim Gehör ist es so, daß zunächst die hohen Töne schlechter vernommen werden. Wer Vorträge vor älteren Menschen hält

oder mit ihnen spricht, sollte daher laut, deutlich und eher mit tiefer Stimmlage reden.
Ursache einer Hörminderung kann auch ein Schaden nach einer Mittelohrentzündung sein, zuweilen ist es ein Schmalzpfropf, der den Gehörgang verschließt, der Arzt kann ihn durch Ausspritzen entfernen. Selber mit Haarnadeln oder anderen Gegenständen im Ohr zu bohren, empfiehlt sich keinesfalls, Verletzungen des Trommelfells könnten die Folge sein. Das Reinigen der Ohren und Gehörgänge ist problematisch: Zwar soll man die Ohrmuscheln mit einem feuchten Waschlappen regelmäßig reinigen, nicht aber soll man mit einem Watteträger tiefer in den Gehörgang eindringen, um das sogenannte Ohrenschmalz zu entfernen. Die Gehörgänge gehören zu den sich selbst reinigenden Körperhöhlen, von ganz allein transportiert die Haut des Gehörgangs mit dem Ohrenschmalz alle Unreinlichkeiten nach außen, und es bedarf nur der vorsichtigen Entnahme des Überstandes, beispielsweise mit der Fingerkuppe, bei der üblichen Reinigung. Wasser sollte auf keinen Fall in den Gehörgang dringen; beim Duschen oder Schwimmen kann man etwas Watte locker in den Gehörgang einstopfen, aber nicht zu tief, damit sie nicht dort stecken bleibt.
Eine besondere Art der Hörstörung ist der Hörsturz. Von solch einem Ereignis kann jeder betroffen werden, bei dem Kreislaufstörungen zu einer plötzlichen Unterbrechung der Blutzufuhr der inneren Ohrarterie geführt haben, so daß ein Ohr von einem Augenblick zum anderen ertaubt, häufig ist dieses Ereignis auch mit starkem Schwin-

del, zuweilen mit Erbrechen verbunden. Hier gilt es, wenn man einen Dauerschaden vermeiden will, umgehend eine Hals-Nasen-Ohrenklinik aufzusuchen, damit durch eine Infusionsbehandlung innerhalb der ersten Stunden die Durchblutung der Innenohrorgane wiederhergestellt werden kann. Eine solche Behandlung kann auch beim plötzlichen Auftreten von störenden Ohrgeräuschen in Betracht kommen.
Man könnte denken, daß Schwerhörige eine kleine, bedauernswerte Minderheit seien; dies ist aber nicht der Fall. Neuere Untersuchungen ergaben, daß über 11 Millionen Bundesbürger zwischen 15 und 75 Jahren eine Beeinträchtigung ihrer Hörfähigkeit haben. Von diesen leiden knapp 2 Millionen unter einer Schall-Leitungsstörung, denen mit einer gehörverbessernden Operation geholfen werden kann, für den Rest von 9 Millionen muß an die Versorgung mit einem Hörgerät gedacht werden. Untersuchungen ergaben, daß in der Altersgruppe der 15- bis 19jährigen nur 6 % eine Hörminderung aufwiesen, während es in der Altersgruppe der 70- bis 75jährigen 46 % waren. Wie bei anderen Leiden gilt bei der Schwerhörigkeit, daß vorbeugen besser ist als heilen. So ist für lärmende Tätigkeiten in der Industrie und im Gewerbe schon lange das Tragen von Lärmschutz Vorschrift; leider wird aber oft das Gerät als lästig empfunden und nicht angelegt: Lärmschädigung der Ohren ist oft die Folge. Überlaute Musik, wie junge Leute sie lieben, schadet dem Gehör und führt oft zur Schwerhörigkeit. Das gleiche gilt für das Tragen von Kopfhörgeräten, Walkman ge-

nannt, mit denen sich viele Halbwüchsige stundenlang von ihrer Lieblingsmusik berieseln lassen, eine von Ohrenärzten als sehr bedenklich angesehene Überlastung des empfindlichen Innenohres; spätere Schwerhörigkeit kann die Folge sein.

Kommen wir zum Schluß auf die sogenannten Hörhilfen zu sprechen, also Hörgeräte. Sie waren vor Jahren recht groß, umständlich zu handhaben und lästig zu tragen. Das hat sich durch die moderne Mikroelektronik ganz entscheidend verändert; die Geräte sind klein und unauffällig geworden und so leistungsfähig, daß fast jede Hörbehinderung korrigiert werden kann.

Schwerhörige neigen dazu, wenn sie den allgemeinen Gesprächen nicht folgen können, sich zurückzuziehen, den Kontakt zur Umwelt zu meiden, und so werden viele von ihnen sonderbar, überempfindlich und sogar mißtrauisch, indem sie meinen, es werde allerlei über sie geredet, was sie nicht verstehen sollen und können. Nicht selten schämen sie sich auch wegen ihrer Behinderung, und sie haben Angst, ihr Leiden zuzugeben und Abhilfe zu suchen. Eine solche Scheu ist unbegründet: In Zusammenarbeit zwischen Ohrenarzt und Hörgeräte-Akustiker kann die vorliegende Hörstörung erkannt und ein geeignetes Gerät empfohlen werden. Eine derartige Untersuchung ist völlig schmerzlos und ungefährlich; sie dauert in der Regel nicht einmal eine halbe Stunde. Dann freilich, wenn man erstmals ein solches Gerät trägt, muß man sich daran gewöhnen und lernen, mit ihm umzugehen. Es gibt heute ganz

kleine, raffinierte Geräte, die man im Gehörgang tragen kann und die völlig unauffällig sind. Die neuesten Geräte lassen durch Fingerkuppenberührung, die sogenannte Sensortechnik, in Sekundenschnelle ihre Lautstärke regulieren. Bei anderen Geräten, die ebenfalls im Ohr getragen werden, gibt es eine Fernbedienung in Scheckkartengröße zur Feineinstellung der Lautstärke, zur Störschallunterdrückung und zur Vermeidung von Rückkopplungsgeräuschen.
Übrigens: Schwerhörigkeit ist eine Krankheit, daher übernehmen fast alle Krankenkassen die wesentlichen Kosten für eine Hörhilfe.
Bei Sehstörungen berät uns der Augenarzt. Zwar hilft oft eine Brille, jedoch ist dies nicht immer der Fall. Viele Ältere stellen das Lesen ein, wenn ihnen die Buchstaben vor den Augen verschwimmen. Auch mir geht es oft so, wenn ich längere Zeit beispielsweise Kleingedrucktes lese. Dann mache ich gern einen Spaziergang ins Grüne, bis sich die Augen erholt haben. Glücklicherweise gibt es Großdruckbücher. Seit vielen Jahren bringen verschiedene Verlage Bücher in (besonders) großer Schrift heraus. Am besten läßt man sich in einer Buchhandlung oder Bibliothek beraten.
Ein augenschonendes Vergnügen sind Hörbücher auf Kassetten; viele Werke der Weltliteratur sind erhältlich. Und der Rundfunk (z. B. WDR 3, HR 2 oder S 2 Kultur) sendet frühnachmittags wertvolle und interessante Literaturlesungen, denen ich manchen Hörgenuß verdanke.

Operation erforderlich

„Lieber sterbe ich selbst", erklärte ein sehr alter Herr im Altenheim und lehnte die erforderliche Operation zunächst ab. Erst auf dringendes Zureden ließ er sich in die Klinik bringen. Als er nach zwei Wochen geheilt ins Heim zurückkehrte, war er beschwerdefrei und begeistert von der Fürsorge der Schwestern und Ärzte. Auch im hohen Alter kann in den meisten Fällen die Chirurgie Hilfe bringen. Moderne Operationsmethoden und stützende Steuerung der Narkose machen das möglich.
Bei der coronaren Herzkrankheit (Angina pectoris) kann durch Gefäßverlagerung oft für viele Jahre Beschwerdefreiheit erreicht werden. Bei Herzrhythmusstörungen kann die Einpflanzung eines Schrittmachers unter die Brusthaut mit Anschluß am Herzen die Methode der Wahl sein.
Bei Hüftarthrose ist die Einsetzung eines Kunstgelenkes heute kein großes Risiko mehr; in 80 % der Fälle wird ein befriedigendes Gehen erzielt, die Prothese hält in der Regel 20 Jahre. Auch bei Knieproblemen und bei Krampfadern ist chirurgische Hilfe meist möglich.
Bei Schmerzen im rechten Oberbauch, oft mit Koliken zum Rücken oder der rechten Schulter ausstrahlend, insbesondere nach fetten Mahlzeiten, ist an Gallensteine zu denken, deren Entfernung bei bestehenden Entzündungszeichen fällig ist. Dies geschieht in der Regel durch Bauchschnitt, gelegentlich auch durch einen optisch

kontrollierten Eingriff mit dem Laparoskop, wobei nur eine kleine Öffnung für die Instrumente erforderlich ist. Entfernt wird meistens die Gallenblase mit Steinen, um einen Rückfall zu vermeiden.
Die häufigste Operation in Deutschland ist die wegen einer Blinddarmentzündung. Aus Furcht vor einer gefährlichen Bauchfellentzündung (Durchbruch) wird sicherlich zu oft operiert, in 20 % der Fälle etwa. Moderne bildgebende Verfahren (Ultraschalluntersuchung u. a.) können Fehldiagnosen verhindern. Ich selbst habe meinen Blinddarm noch; vor vielen Jahren, als ich Beschwerden im rechten Unterbauch hatte, wollte man ihn mir nehmen. Unter Bettruhe und feuchter Wärme klangen die Beschwerden ab.
Bei im Alter erhöhter Knochenbrüchigkeit (Osteoporose) und Stürzen (Schwindel!) sind Schenkelhalsbrüche nicht selten. Hier wie auch bei Gliedmaßenbrüchen ist die Nagelung die Methode der Wahl, weil sie zu sofortiger Stabilisierung und rascher Mobilisierung der betroffenen Gliedmaßen führt. Lange Liegezeiten sind Gift für den alten Organismus!
Mehr als die Hälfte der älteren Männer muß mit Schwierigkeiten beim Wasserlassen infolge Vergrößerung der Vorsteherdrüse rechnen. Um Harnstauung und Harnvergiftung zu verhüten, ist ein operativer Eingriff unerläßlich. In den meisten Fällen kann er durch die Harnröhre ohne Bauchschnitt erfolgen. Schonendes Vorgehen mittels Laser ist möglich, die Komplikationsrate ist gering.

Bei Darmkrebs (man schätzt 50.000 Fälle jährlich in der Bundesrepublik) ist frühzeitige Operation wichtig. Blutungen und Darmverschluß bedeuten absolute Indikation für einen Eingriff; die Entfernung des betroffenen Darmstücks wird meist gut vertragen. Das gilt auch für den Magenkrebs. Dennoch ist bei älteren Patienten die Komplikationsrate bei solchen großen Operationen nicht ganz gering. Auch bei Brust- und Genitalkrebs ist operatives Vorgehen unumgänglich. Im ganzen verdanken wir den erfolgreichen Krebsoperationen, gegebenenfalls unterstützt durch chemische oder bestrahlende Nachbehandlung, daß die betroffenen Patienten am Leben bleiben können und ihnen ein vorzeitiges Tumorsiechtum erspart bleibt.

Eine typische Altersoperation ist die am grauen Star. Sie wird notwendig, wenn sich die Linse an einem oder an beiden Augen so sehr trübt, daß sich Sehverschlechterung, besonders beim Nahesehen, und Blendempfindlichkeit einstellen. Der Eingriff kann in örtlicher Betäubung, sogar ambulant, durchgeführt werden. Man zerstört die lichtundurchlässig gewordene Linse durch Absaugen und fügt durch einen kleinen Schnitt eine Kunststofflinse ins Auge ein; das Ganze kann in einer halben Stunde erledigt sein. Schonung und sachkundige Nachbehandlung sind erforderlich.

Bedenken Sie also: Eine messerscharfe Entscheidung ist manchmal das einzig Richtige!

Na, denn Prost!

Das Wort „Prost“ klingt für viele Menschen angenehm nach Geselligkeit bei festlichen Anlässen, nach gemütlicher Runde, nach Feierabend. Eigentlich heißt das lateinische Wort „prosit“ und bedeutet: „Es möge nützen!“ Goethe soll den Wein die Milch des Alters genannt haben. Der moderne Arzt muß das bezweifeln, denn Milch enthält ja notwendige und gut verträgliche Eiweißstoffe, Wein dagegen Alkohol, der eigentlich ein Gift ist und nur scheinbar ein Stärkungsmittel. Es kommt auf die Menge an, ein Gläschen in Ehren oder zwei, warum nicht, wenn einer gesund ist und es ihm bekommt. Alkohol wirkt zunächst entspannend, beruhigend, in größerer Menge aber enthemmend. Und bei regelmäßigem Genuß kann er abhängig machen, man spricht dann auch von Trunksucht. Heute ein großes Problem! In den 50er Jahren, zur Zeit des beginnenden Wirtschaftswunders, schätzte man, daß es in der Bundesrepublik hundertfünfzigtausend Alkoholiker gab, heute muß man mit 1 1/2 bis 2 Millionen Menschen rechnen, die zu viel trinken und dadurch krank werden, sozial absteigen und vorzeitig sterben, wenn sie nicht aufhören mit dem Trinken, wobei sie die Hilfe von Beratungsstellen, Selbsthilfegruppen oder Entwöhnungskliniken in Anspruch nehmen können, oft mit Erfolg, oft aber vergeblich.

Unter den Alkohol- und Medikamentenabhängigen sind nicht nur junge Menschen und solche

mittlerer Jahrgänge, sondern auch viele alte Menschen. Eine Wochenzeitung hat vor einiger Zeit über sie berichtet unter dem Titel „Die stillen, heimlichen Zecher", die sich zu Hause oder in Heimen langsam zu Tode saufen. Vor einiger Zeit hat sich die Europäische Arbeitsgemeinschaft für Alterspsychiatrie bei ihrer Jahrestagung diesem unerfreulichen Thema gewidmet. Dabei konnte festgestellt werden, daß auch ältere Patienten, Rentner und Ruheständler durchaus gute Chancen haben, vom Alkohol loszukommen, wenn rechtzeitig, bevor eine unbehebbare Hirnschädigung eingetreten ist, geeignete Hilfe in Anspruch genommen wird; es gibt Spezial-Kliniken, in denen die Älteren in Sondergruppen behandelt werden: die Erfolge sind nicht ungünstig.
Im höheren Lebensalter kann, wie wir Ärzte wissen, Alkohol für Menschen zum Problem werden, die in ihrem früheren Leben keine Schwierigkeiten mit dem gefälligen Gift hatten. Das ist einesteils darauf zurückzuführen, daß die Alkoholverträglichkeit durch Nachlassen der Entgiftungsfähigkeit der Leber abnimmt. Andererseits greifen manche Menschen zur Flasche, weil sie ihr Altersschicksal nicht zu ertragen vermögen, vereinsamt sind, Schmerzen und Beschwerden betäuben wollen oder auch nur die Langeweile: Eine Flucht also ins Abseits der Sucht, in der Genuß keine Freude mehr macht, sondern nur noch Not und Verzweiflung, die man mit erhöhten Mengen vergeblich zu bekämpfen sucht.
Ein Alkoholkranker ist schwer davon zu überzeugen, daß er krank ist und der Hilfe bedarf, so daß

es oft Angehörige, Freunde, Heimleitungen und Sozialbehörden sind, die eingreifen müssen. Ich kenne einzelne Fälle, in denen alte Menschen von sich aus das Trinken aufgaben, weil es ihnen nicht bekam, bei den meisten war ein gewisser Druck von seiten der Umgebung erforderlich, die Einsicht reifen zu lassen, daß es so nicht weitergehen konnte; in vielen Fällen kann geholfen werden. Ein ehemaliger Patient, der erst im Ruhestand ans Trinken gekommen war, sagte nach der Kur, die erfolgreich verlaufen war: „Man hat mir das Leben gerettet, und mein nüchternes Leben ist so wunderbar neu und schön geworden." Für den Abhängigen gilt, daß nur völlige Abstinenz helfen kann.

Vorbeugen ist freilich besser. Für alte Menschen gilt, nicht täglich und nur in geringen Mengen alkoholische Getränke zu genießen. Vernünftige Trinkgewohnheiten müssen nicht aufgegeben werden. Man sollte aber immer bedenken, daß Alkoholgenuß die Verstandesleistung und das Erinnerungsvermögen negativ beeinflußt, Alkohol erhöht die Gefahr zu stürzen, Alkohol verträgt sich nicht mit manchen Medikamenten. Mit zunehmendem Alter weniger Alkohol, einen klaren Kopf bewahren, darauf kommt es an.

Es ist eine Unsitte, andere Menschen zum Trinken zu überreden. Auch nehmen wir Ärzte Anstoß an der intensiven Werbung, die für ältere Menschen mehr oder minder alkoholhaltige Stärkungsmittel empfiehlt. Für Menschen, die das Herbwürzige des Bieres schätzen, aber ihre Gesundheit nicht durch Alkohol gefährden wollen, sei auf zwar nicht völlig, aber fast alkoholfreie Biersorten aufmerksam gemacht. Es gibt durch moderne Kellereimethoden sogar einen süffigen, praktisch alkoholfreien Wein, der nicht teurer als vergleichbare Kreszenzen ist. Wenn man das Wort des bekannten Altersforschers Alex Comfort beherzigt, daß es nämlich kaum etwas gäbe, das einen Menschen vorgerückten Alters schneller zugrunde richten könne als der Alkohol, wird es nicht schwer sein, ihn zu meiden oder doch nur mit Maß zu genießen.

Tiere als Therapie?

Vor meinem Fenster schaukeln die behenden Meisen an den dort aufgehängten Futterknödeln im Wind. Andere Vögel – Dompfaffen, Buchfinken, Spatzen und zuweilen auch einige Amseln – finden Körner und Weichfutter auf ihrem Teller, der auf dem überdachten Balkon steht. Ich sehe ihnen gern zu, wie sie ihren Hunger stillen, wenn ich am Schreibtisch sitze, schreibe, lese oder auch nur meinen Gedanken nachhänge …

Ich höre Geschirrklappern aus der Küche, wo meine Frau das Mittagessen vorbereitet. Zwischendurch schellt das Telefon. Aber ich will mich jetzt auf mein Thema konzentrieren: Haustiere als Gefährten für einsame Menschen. Von meinem Fenster aus kann ich den Kurpark überblicken. Ein älterer Herr aus der Nachbarschaft führt seinen Hund aus. Oder ist es der Hund, der seinen Herrn ausführt? Jeden Tag um 11 Uhr kommen sie vorbei, man könnte seine Uhr danach stellen.

Eine amerikanische Psychologin hat Untersuchungen veröffentlicht, aus denen hervorgeht, daß Herzkranke die Chance eines längeren Lebens haben, wenn sie ein Haustier halten, und das gilt insbesondere für alleinstehende Menschen, denen das Tier, ob Hund, Katze oder Vogel, das Gefühl des Verlassenseins nimmt. Für ein Lebewesen sorgen, einen Ansprechpartner haben, der einen von schädlicher Grübelei abhält, die Möglichkeit, Liebe zu geben und zu empfangen …

Ich weiß von einer alten Dame, die in ihrem Altenheimstübchen ein Liebesverhältnis mit einem Wellensittich hat. Sie brachte ihm sogar das Sprechen bei, er kann „Carola" sagen, so heißt sie, und „Küßchen". Der Vogel frißt ihr sogar Kuchenkrümel von den Lippen ... Das mag Geschmacksache sein – für beide –, aber Frau Carola, die Witwe, ist nicht allein. Sie hat einen Freund, mit dem sie reden kann. Leider kann man in einem Altenheim nur selten ein größeres Tier als einen Vogel halten.
Wie wäre es sonst mit einer Katze? Katzen sind anhänglich, bei richtiger Haltung auch sauber und häuslich und, wenn man sie jung zu sich nimmt, auch sehr anpassungsfähig. Sie übernehmen den Tagesrhythmus der Menschen, mit denen sie leben, und stören die Nachbarn nicht durch Gesang oder Gebell ... Ob man eine gewöhnliche Haus- oder eine Rassekatze wählt, muß überlegt sein. Rassekatzen sind gesundheitlich anfälliger, anspruchsvoller in der Pflege und viel teurer. Ich würde Ihnen eine ganz normale Katze empfehlen, sie ist robust und stellt Sie vor keine komplizierten Probleme. Sie sollte 8 bis 12 Wochen alt sein, dann ist sie noch verspielt, das bedeutet, daß sie lernfähig ist. Man kann sich auch eine Katze aus dem Tierheim holen. Man muß dort meist eine kleine Spende machen und einen sogenannten Schutzvertrag unterschreiben, in dem man auch nachlesen kann, wie die Katze artgerecht versorgt wird. Erwachsene Katzen werden im Tierheim kastriert oder sterilisiert, damit sie nicht streunen und unerwünschten Nachwuchs nach Hause

bringen. Für Ihren neuen Hausgenossen sollten Sie einen nicht zu engen Korb mit Matratze oder Decke richten, eine Katzentoilette aus Plastik mit Kieselstreu bereithalten, und einen Futter- und einen Wassernapf sowie ein Kratzbrett sollten Sie auch anschaffen. Bewegliches Spielzeug, das sie greifen und fangen kann, ist als „Mauserersatz" sinnvoll. Aber natürlich sollten Sie sich möglichst oft und regelmäßig selbst mit der Katze beschäftigen, damit sie nicht launisch oder sonderlich wird ...

Die Anschaffung eines Hundes bedarf eingehender Überlegungen. Es gibt viele rührende Geschichten über Frauchen oder Herrchen und ihren vierbeinigen Liebling, die angenehm zu lesen oder zu hören sind. Aber lassen Sie sich nicht täuschen. Es gibt auch viele traurige Geschichten über mißglückte Partnerschaften zwischen Menschen und Hunden, von denen niemand erzählt. Am besten lesen Sie vor einem so schwerwiegenden Entschluß ein sachliches Buch über Hunderassen und Hundehaltung. Beim Buchhändler finden Sie eine große Auswahl solcher Bücher, auch über die Erziehung eines Hundes. Denken Sie etwa an einen häuslichen Pudel, der Ihnen gern Gesellschaft leistet, ohne viel Auslauf zu verlangen, wie ihn der alte Philosoph Arthur Schopenhauer als ruhigen Gefährten schätzte, oder hätten Sie lieber einen bewegungsfreudigen Spaniel, von dem es in einem Hundebuch heißt: „Ein Spaniel verlangt von seinem Herrn, daß er sich seiner raschen Gangart anpaßt, mit ihm spaziert, frische Luft schöpft und so ganz nebenbei die Voraussetzungen schafft, die gegen Kreislaufstörungen vonnöten sind." Oder soll es ein launischer Dackel, ein kläffender Spitz oder ein gehorsamer Wachhund sein? In jedem Falle bedarf ein Hund der systematischen Erziehung, einer regelmäßigen Pflege und guten Versorgung, wenn er Freude machen soll. Er muß geimpft, entwurmt und gelegentlich auch gebadet werden. Wie meinte der Philosoph Leibnitz? „Ein Hund ist ein von Flöhen bewohnter Organismus, der bellt."

Ich habe seit meiner Kinderzeit und später als Familienvater eine ganze Menge Tiere gehabt. Sie haben viel Freude gebracht, aber auch manchen Kummer.

Ich kann es sehr gut verstehen, daß manche Menschen nach dem Tod eines treuen Hundes für dessen Begräbnis sorgen. In einigen Großstädten gibt es Hundefriedhöfe. Der ehemalige deutsche Kaiser hat sich in seinem Exil in den Niederlanden mit seinen Hunden zu trösten gesucht; im Park von Schloß Doorn kann man rührende Inschriften auf ihren Gräbern lesen. Friedrich der Große schätzte Windhunde. Im Alter ließ er seinen Lieblingshund Alkmene in einer gemauerten Gruft auf der Terrasse von Schloß Sanssouci beisetzen, wo er selbst seine letzte Ruhestätte zu finden gedachte. Als er etwa ein Jahr später starb, hat man aber seinem Wunsche nicht folgen wollen und ihn in der Garnisonskirche zu Grabe gebracht.

Meine Großmutter ließ sich, als sie zu Jahren gekommen war, von einem frommen Langhaardackel Gesellschaft leisten. Sie nannte ihn „Brüderchen". Das sagt eigentlich alles.

Über das Wasser

„Das erste war das Wasser", hat der altgriechische Philosoph Thales bemerkt, und von seinem Kollegen Heraklit von Ephesus stammt der Ausspruch: „Alles fließt"; und er vergleicht das menschliche Leben mit einem Strom, bei dem man nicht zweimal in dasselbe Wasser steigen kann.

Wasser als Getränk und zum Bade, gegen Unwohlsein und Krankheit ist es von alters her in Gebrauch. Reines Wasser erhält die Gesundheit. Im unreinen Wasser findet sich die giftige Ursache so mancher Erkrankung, das wußte schon der griechische Arzt Hippokrates, und auch wir sollten das bedenken in einer Zeit, in der Industrie und Zivilisation diese wichtige Lebensgrundlage bedrohen. Quellen, heilige und heilende, haben die Menschen schon immer in der Hoffnung auf Hilfe und Genesung aufgesucht. Die Römer als Besatzungsmacht haben die Wasser- und Badekultur der Mittelmeerländer zu uns in den Norden gebracht, hierbei waren es insbesondere die warmen Quellen, die Thermen, die ihnen wichtig waren, an denen noch heute viele Kranke Besserung ihrer Beschwerden suchen; genannt seien nur Baden-Baden, Wiesbaden oder Aachen. Die Römer haben auch die erste Wasserleitung für Köln gebaut, mit der sie weither aus der Eifel gesundes Wasser in die Stadt führten.

Es muß immer wieder darauf hingewiesen werden, daß gerade der ältere Mensch bis zu zwei Liter Flüssigkeit am Tage zu sich nehmen sollte,

um eine genügende Ausscheidung seiner Stoffwechselschlacken zu gewährleisten. Hierbei sollte man ein einfaches Mineralwasser bevorzugen. Der Kohlensäuregehalt regt dabei den Appetit an und fördert die Verdauung, besonders bei Magensäuremangel, der im Alter nicht selten ist. Andere Mineralbestandteile wie Kalium, Magnesium, Calcium sind wichtig für die Erhaltung der Gesundheit, auch Eisen und in manchen Fällen Jod. Bei hohem Blutdruck sollte man allerdings kochsalzhaltige Wässer vermeiden.
Andererseits ist Kochsalzgehalt im Wasser zur Badebehandlung bei vielen Krankheiten sehr geeignet, sei es als Seebad, als Solbad oder als Thermalsolbad. Solche Bäder empfehlen sich bei Erkrankungen der Luftwege, Kreislaufstörungen im Sinne von Aderverhärtung oder Krampfaderleiden, aber auch bei hormonalen Störungen wie Wechseljahrebeschwerden und Erschöpfungszustände. Viele Seebadeorte empfehlen sich neben dem Klimareiz durch Meerwasserschwimmbäder im Freien und in der Halle, mancherorts gibt es besondere Warmbadetage, wo das Meerwasser, wie z. B. auf Borkum, bis 29 °C aufgeheizt wird. Solche Meerwasserwarmbäder sind besonders wirksam bei Beschwerden durch Abnutzungserscheinungen der Gelenke und der Wirbelsäule, wie sie in späten Jahren nicht selten sind. Besonders wirksam sind Bewegungsübungen im warmen Wasser, weil das Körpergewicht um das des verdrängten Wassers vermindert wird, so daß Bewegungen viel leichter eingeübt werden können.
In Moorbädern werden vorzugsweise Frauenlei-

den und Rheuma behandelt, in Schwefelbädern Hautleiden, sulfathaltige Quellen wie in Mergentheim oder Bertrich kommen insbesondere bei Verdauungsstörungen und Stoffwechselkrankheiten in Frage. Bevor man einen Kur- oder Badeort wählt, sollte man sich bei seinem Arzt genauer informieren; nur er kann Kurfähigkeit und Eignung der Kurmittel feststellen. Wenn man auf Kosten der Sozialversicherung eine Kur in Anspruch nehmen will, muß er auch in jedem Fall den Kurantrag stellen.

Von der Wasserheilkunde im Sinne von Priesnitz und Kneipp wurde im Kapitel „Die Natur heilt ..." berichtet, ich will mich daher nicht wiederholen. Aber den Hinweis darf ich nicht unterlassen, daß für Stabilisierung von Herz und Nervensystem gerade auch beim älteren Menschen Kneippsche Anwendungen sehr günstig wirken. Vieles kann man aber auch zu Hause selbst machen, Wechselduschen warm und kalt abends vor dem Schlafengehen oder morgens in der Frühe wirken oft Wunder, fördern den Schlaf und aktivieren die Lebenskräfte durch bessere Durchblutung. Schwimmen im heimischen Frei- oder Hallenbad ist das beste Bewegungstraining. In manchen Bädern gibt es besondere Badezeiten für Ältere, das hat den Vorteil, daß man dann nicht durch spielende, springende und planschende Kinder oder Jugendliche gestört wird, wenn man geruhsam seine Runden schwimmen will; auch braucht man sich zu diesen Zeiten nicht fürchten, eine nicht mehr so ganz attraktive Körperlichkeit zur Schau zu stellen ...

Noch eine letzte Empfehlung: Warmes Wasser in der Wärmflasche ist eines der besten Mittel gegen Schmerzen und Krampfzustände unserer inneren Organe. Auch bei Erkältungskrankheiten und nicht zuletzt bei Einschlafstörungen, die oft durch kalte Füße verursacht werden, tut die gute alte Wärmflasche ihren Dienst. Und wie wäre es mit einem kühlfeuchten Tuch für die Stirn bei Kopfschmerzen? Das hilft oft besser als eine Tablette!

Von Querköpfen und Sonderlingen

Sie kennen doch sicher das Märchen von den Bremer Stadtmusikanten. Da wird beschrieben, wie eine Reihe von Tieren, die aufgrund ihres Alters ihrer gewohnten Aufgabe nicht mehr gewachsen sind, eine Räuberbande aus deren Haus vertreiben und sich so einen neuen Platz zum Überleben erobern. Unsere Gesellschaft schätzt Jugendlichkeit, wir Alten haben es nicht immer leicht, unseren Platz und unser Lebensrecht zu verteidigen. Wer alt ist, gilt nicht mehr viel, und wenn die Wahlen vorüber sind, reden auch unsere Politiker nicht gern über unsere Probleme.
Kein Wunder, daß so mancher alte Mensch unzufrieden, ärgerlich, mißtrauisch, zuweilen unbeherrscht und eigensinnig reagiert. Aber leider tun sich die Querköpfe unter uns eher einen schlechten Dienst. Denn je grätiger sich ein alter Mensch gegenüber seiner Umwelt verhält, desto mehr verliert er den Kontakt, dreht sich nur um sich selbst, wird in seiner Haltung immer starrer und sonderbarer, was wiederum seine Einsamkeit und Unzufriedenheit verschlimmert – ein Teufelskreis. Ich rede jetzt nicht von alten Menschen, die sich im Sinne einer recht verstandenen Wahrung der Lebensrechte ihrer Generation einsetzen, wie dies etwa die Grauen Panther tun, die ja, um gehört zu werden, gelegentlich eine sehr deutliche, ja grimmige Sprache führen. Nein, ich meine diejenigen älteren Mitmenschen, die sich selbst ihr Leben zur Hölle machen, indem sie alles und

jedes nur negativ sehen, ihren Egoismus und ihr Geltungsbedürfnis pflegen, das Zuhören verlernt und in sich die Überzeugung verfestigt haben, daß einzig ihnen das Schicksal so übel mitgespielt habe. Sie haben allmählich das Gefühl dafür verloren, daß sie durch ihre Klagen, ihre ungebremste Beredsamkeit, ihre übergroßen Ansprüche an andere Menschen, diese abschrecken und so erst dazu veranlassen, sich von einem solch schwierigen, undankbaren, unersättlichen Menschen zurückzuziehen.

Ich habe einmal die Stimme einer solchen alten Frau mit ihren endlosen Klagen und Vorwürfen auf Tonband aufgenommen und ihr dieses dann vorgespielt. Ich habe sie gefragt, wie sie denn das fände, wenn jemand so zu ihr sprechen würde. Das hat sie sehr nachdenklich gemacht; sie hat es dann mit der Zeit gelernt, ihr Verhalten zu ändern, so daß die Kinder wieder zu ihr zu Besuch kamen und sie auch in einem Kreise älterer Leute akzeptiert wurde.

Es ist ein Irrtum anzunehmen, ein älterer Mensch könne nichts mehr lernen. Wer mit anderen im Gespräch bleiben will, der muß zuhören können und sich einfühlen in die Situation seines Gegenübers. Er muß es lernen, daß er selbst nicht so wichtig ist, daß auch andere Sorgen haben, und er muß erkennen, daß er auch eine Aufgabe an anderen hat und daß er sich für diese interessieren muß, wenn er Bekannte, Angehörige und Freunde behalten oder finden will.

Querköpfe und andere Sonderlinge sind ja nicht eigentlich krank, aber sie leben nach dem Prinzip, daß ihre eigene Sichtweise die einzig richtige und wichtige sei, und dabei begreifen sie nicht, daß es verschiedene Ansichten geben kann und daß es oft interessant und lohnend ist, solche anderen Ansichten kennenzulernen und sich freundschaftlich mit ihnen auseinanderzusetzen. Und da ist auch unser Märchen von den Bremer Stadtmusikanten einleuchtend: Es hat jeder seine Not. Wenn man sich gemeinsam auf einen Weg macht, gibt es wieder Hoffnung, und beim Konzert hat jeder eine andere Stimme, aber gemeinsam klingt es gewaltig und hat seine Wirkung. Der eine ist ein Esel, der andere ein alter Hund, dann gibt es die Katze und schließlich den Hahn, der ausgedient hat und geschlachtet werden sollte. Wir dürfen uns nicht aufgeben, solange wir leben. „Ei was", sagte der Esel zum Hahn, „zieh lieber mit uns fort, wir gehen nach Bremen, etwas Besseres als den Tod findest du überall; du hast eine gute Stimme, und wenn wir zusammen musizieren, so muß es eine Art haben."

Vielleicht nehmen Sie sich wieder einmal Grimms Märchen zur Hand und lesen diese Geschichte, die Sie als Kind kannten, mit den Erfahrungen Ihres jetzigen Lebens: Sie werden bemerken, welche Weisheit gleichnishaft in diesem Märchen verborgen ist. Auch das Märchen vom „Tischlein deck dich", das von dem alten Schneider berichtet, der wegen der verlogenen Ziege seine drei Söhne aus dem Haus getrieben hat und nun einsam in seinem Haus saß und in große Traurigkeit verfiel, weil er seine Söhne gern wiedergehabt hätte, ist lesens- und beherzigenswert, ja, ich

möchte sagen, heilsam. Die Jungen kann man nicht festhalten, aber man kann sich in Geduld fassen und warten, daß vielleicht ein Wunder geschieht und uns reich macht. Es muß nicht gerade ein Goldesel sein. Und die böse Ziege, die im Märchen an allem schuld war, sie wurde von einer Biene schmerzhaft gestochen, schrie „meh! meh!" und lief wie toll in die Welt hinein, und es weiß niemand, wo sie hingelaufen ist.
Ich kannte einen Nervenarzt, in dessen Klinik auch viele ältere Patienten behandelt wurden, die mit ihrem Leben nicht mehr zurecht kamen. Dieser Arzt erzählte seinen Kranken an einem Abend in der Woche Märchen. Und dann sprachen sie darüber. Es ist eigenartig, wie diese einfachen Geschichten dann wie ein Heilmittel wirken: Auch das Wort kann Arznei sein und dem Leidenden einen neuen Weg weisen.

Einsamkeit

Als ich jung war und Soldat sein mußte im Krieg, habe ich besonders darunter gelitten, daß ich nie allein sein konnte, sogar die besten Kameraden gingen mir da oft auf die Nerven. Auch heute bin ich nicht ungern allein, am Schreibtisch in meinem Arbeitszimmer, in einem Buch lesend, auf einem Spaziergang im Wald. Aber Einsamkeit ist etwas ganz anderes. Mancher junge Mensch, vor allem aber viele ältere Menschen klagen über Einsamkeit. Einsamkeit ist unfreiwilliges Alleinsein und eine böse Sache. Im Alter knüpfen wir seltener neue, dauerhafte Kontakte als in jungen Jahren. Und es bleibt nicht aus, daß uns Freunde und Verwandte sterben, wir werden einsamer, je älter wir werden. Ganz besonders schlimm aber ist der Verlust des Lebenspartners, mit dem wir viele Jahre alles Schwere und Schöne geteilt haben. Und es sind die Frauen, die meist ältere Männer geheiratet haben, die zu 70 % damit rechnen müssen, als Witwe zu überleben, denn ihre Lebenserwartung ist höher als die der Männer.
Wer im Alter allein zurückbleibt, hat es schwer, oft sehr schwer, Lebensmut zu behalten und neue Menschen zu finden. So vereinsamt mancher alte Mensch und leidet unter der Leere seiner Tage. Das Gefühl, um das es hier geht, nennen wir treffend mit einem alten, heute nur noch selten gebrauchten Wort: Gram. Der vereinsamte Mensch grämt sich, erstarrt im Kummer, geht nicht mehr aus, höchstens vielleicht zum Grab des verlore-

nen Partners, der Appetit läßt nach, es kommt zu Gewichtsverlust und Abwehrschwäche gegen Krankheit. Man denkt nur an die Vergangenheit und nimmt nichts mehr wahr von der Vielfalt und Schönheit der Welt ...

Statistiker wissen seit langem, daß Witwen und Witwer eine höhere Sterblichkeitsrate haben als verheiratete Frauen und Männer. Nicht ganz selten stirbt der vereinsamte Partner wenige Wochen oder Monate nach dem erlittenen Verlust dem geliebten Toten nach. Ich habe das in der eigenen Familie erfahren: Eine meiner Großmütter ist noch kein halbes Jahr nach dem Großvater gestorben. Der Arzt konnte keine bestimmte Krankheit bei ihr feststellen. Das langjährige Hausmädchen der Familie sagte: „Sie ist an gebrochenem Herzen gestorben."

In Untersuchungen englischer Ärzte konnte nachgewiesen werden, daß Witwen und Witwer etwa doppelt so häufig den Arzt aufsuchten wie andere Personen gleichen Alters, daß sie vermehrt Schlaf-, Beruhigungs- und Schmerzmittel verlangten und daß unter 903 verwitweten Personen fast 5 % im ersten Jahr nach dem Partnerverlust verstarben. Bei einer gleich alten Vergleichsgruppe starben nur 0,7 %, Vereinsamung und Gram also machen krank und können tödlich sein.

Treue über den Tod hinaus ist zu respektieren, Abschied nehmen braucht seine Zeit. Aber wir sollten bedenken, daß wir Aufgaben haben, einer für den anderen, so lange wir leben. Wer wird schlecht darüber denken, wenn er in der Zeitung eine Anzeige liest, daß eine Witwe oder ein Wit-

wer nach einem passenden Partner sucht für gemeinsame Unternehmungen? Ich weiß von einer Witwe, die der plötzliche Tod ihres Mannes schwer belastet und gesundheitlich geschädigt hatte, die dann nach auswärts verzog und dort nicht lange danach einen Witwer heiratete. Als ich sie kürzlich sah, wirkte sie gesund, sie war kaum wiederzuerkennen. Und ich mißbillige einige Äußerungen, die ehemalige Gemeindemitglieder getan haben, die sich über den Entschluß der Dame aufgeregt hatten.
Aber auch diejenigen hinterbliebenen Frauen und Männer, die sich zu einem solchen Schritt nicht entschließen können, sollten nicht verzweifeln, sondern unter Menschen gehen, um ihren Verlust wenigstens teilweise zu überwinden.
Eine andere Gruppe Vereinsamter sind diejenigen, die ohne einen Partner durchs Leben gegangen sind. Sie haben es meist besser gelernt, allein zurechtzukommen. Was aber körperlich oder seelisch Kranke betrifft, so entsteht oft ein Teufelskreis: ihre Krankheit führt zur Vereinsamung, und der Gram darüber verschlimmert die Krankheit. Hier liegen Aufgaben für Nachbarschaftshilfe, für Verwandte und Freunde. Es gilt, Besuche zu machen und zu helfen, so gut das möglich ist.
Alleinstehende alte Menschen, besonders, wenn sie etwas gebrechlich geworden sind, haben vielfach nicht mehr den Mut, abends auszugehen oder zu verreisen. Sie fürchten sich auch, in manchen Städten nicht ohne Grund, in der Dunkelheit überfallen und beraubt zu werden. Hier gibt es noch viel zu tun in unserem Land, sei es mit

Nachmittagsveranstaltungen in Theatern, durch Volkshochschulen, mit Konzerten. Oder es geht darum, einen verbilligten Nachttaxendienst für ältere Bürger einzurichten, wie man das da und dort schon erprobt hat. Für die älteren Bürger sollte man sich schon noch das eine oder andere einfallen lassen. An der Altenfreundlichkeit erkennt man den Charakter einer Stadt, das sollten sich auch die Parteien ins Programm schreiben, aber wir Alten selbst tragen mit Verantwortung dafür, daß keiner vereinsamt und verlassen vergessen bleibt!

Von der Gelassenheit

Der Mensch im Ruhestand ... Man sollte denken, daß ihn Gelassenheit, Fähigkeit zu schöpferischer Muße und gesunder Schlaf auszeichnen. Aber leider ist das keineswegs die Regel. Für so manchen Mann und manche Frau verkehrt sich der Ruhestand in sein Gegenteil und wird zum Unruhestand ... Vielgeschäftigkeit und nervöse Unruhe prägen das Bild, das sie der erstaunten Umwelt bieten. Es ist offenbar schwer für den Menschen, der in jahrelanger Berufstätigkeit gewöhnt war, immer beschäftigt und ausgelastet zu sein, und der den Sinn seines Lebens fast ausschließlich in der Arbeit suchte, auf einmal ohne Pflichten und Aufgaben zu sein.

„Wenn ich nichts zu tun habe, werde ich ganz nervös", sagte mir ein älterer Mann. Er hatte sich mit einer Fülle von Ehrenämtern und keineswegs notwendigen Tätigkeiten in Haus und Garten eingedeckt, war pausenlos unterwegs, was seinem gestörten Herzmuskel wenig gut bekam. Eine Zeitlang hatte er es mit Beruhigungsmitteln versucht, auch mit Alkohol, aber dadurch verschlechterte sich sein Zustand nur. Es war dann sogar eine richtige Entwöhnungsbehandlung erforderlich, bis er es lernte, vernünftig mit sich umzugehen. In der Beschäftigungstherapie hatten ihn Ton- und Keramikarbeiten besonders interessiert, er zeigte eine besondere Begabung für Farben und Formen. Heute fertigt er in seinem Hobbyraum alle möglichen schönen Dinge an, die er teils verkauft und teils verschenkt. Es gelang auch mit Hilfe des autogenen Trainings, ihn an Mittagsruhe und leidlichen Nachtschlaf zu gewöhnen. Seine Außenaktivitäten hat er auf die Mitarbeit in einer Selbsthilfegruppe beschränken können.

Frauen haben, auch wenn sie berufstätig gewesen sind, weniger Mühe, sich auf die neue Lage einzustellen, denn der Haushalt, den sie vorher nur als Nebenbeschäftigung betrieben haben, bleibt ihnen ja. Freilich müssen sie sich davor hüten, nun zu zwanghaften Überhausfrauen zu werden, die kein Stäubchen dulden und ununterbrochen putzen müssen. Andere verreisen immer wieder, so als ob man sich selber davonfahren könnte in eine Gegend, die es nicht gibt, eine Art Paradies, das nie erreicht wird.

Nein, im Ruhestand müssen wir alle so etwas wie einen neuen Beruf finden, der unseren Neigungen und unseren Kräften entspricht, uns aber nicht zwingt, viel zu leisten und Geld zu verdienen. Mancherorts gibt es Gruppen von Ruheständlern, die im karitativen Bereich Arbeiten verrichten, für die sonst die Mittel fehlten. Manch einer findet beim Angeln oder im Naturschutz eine Aufgabe. Das Gärtnern ist eine ganz besonders gute und beruhigende Beschäftigung für rüstige Rentner: Man sieht, wie es wächst, reift und welkt. Die Natur läßt sich Zeit. Und je nach dem Wetter kann man immer etwas anderes tun. Der Verleger Ernst Heimeran hat vor Jahren ein Buch verfaßt, dem er den Titel „Der bequeme Gärtner" gab. In diesem Buch bezeichnet er einen Liegestuhl als ein durchaus notwendiges Gartengerät! Mancher legt sich ein Haustier zu, ein anderer legt eine Sammlung an und trägt Material für die Heimatforschung zusammen. Nichts gegen Kegelklub oder Skatrunde, aber auch das Briefeschreiben, der Amateurfunk, das Tagebuchführen, die Aufzeichnung von Lebenserinnerungen oder die Ahnenforschung sind nicht zu verachten. In der Familienecke meines Bücherschrankes gibt es ein Heft, das eine meiner Urgroßmütter in ihrem Alter verfaßt hat, es ist in energischen, steilen gotischen Buchstaben geschrieben. Sie hat von 1850 bis 1935 gelebt und wußte auch manches von ihren Vorfahren zu berichten aus ruhigen und revolutionären, kriegerischen und friedlichen Zeiten. Die kleine Schrift endet mit den Worten: „Liebe Nachkommen, es grüßt Euch alle von Herzen und wünscht Euch, daß Ihr alle auf ein reich gesegnetes Leben einst zurückblicken möchtet, Eure Urahne Elisabeth.“ Ich muß 13 Jahre alt gewesen sein, als sie starb, und erinnere mich an die fremde Feierlichkeit des Begräbnisses, wie hatte ich sie freundlich und zufrieden erlebt, wenn sie in der Küche waltete, Früchte aus dem Garten einmachte und für Enkel und Urenkel, wenn sie brav waren, immer eine Belohnung zur Hand hatte.

Ja, freilich, auch das Lesen sollte nicht zu kurz kommen in unserem Ruhestand, und wenn wir nicht allein leben und noch einen Partner haben, kann man einander vorlesen. Meine Frau und ich, wir haben diese gute Gewohnheit aus jungen Jahren seit einiger Zeit wieder aufgenommen, und es sind vor allem Bücher vom Erleben wirklicher Menschen, die uns interessieren und uns helfen,

rückschauend ohne Zorn auch das bescheidene Stück Geschichte zu bedenken, das wir überstanden haben. Und natürlich gehen wir auch spazieren, suchen nach Pilzen, freuen uns an Besuch, der ins Haus kommt, meine Frau besucht Kranke und Bettlägerige in der Gemeinde. Und wer unseren Rat sucht, der findet uns bereit zu einem Gespräch, aber in aller Ruhe und ohne Zeitdruck ...
Der Dichter Andreas Gryphius hat im 17. Jahrhundert, in unruhiger Kriegszeit, die folgenden Verse geschrieben, die von jener Gelassenheit zeugen, um die es uns gehen sollte:

„Mein sind die Jahre nicht,
Die mir die Zeit genommen,
Mein sind die Jahre nicht,
Die etwa möchten kommen,
Der Augenblick ist mein,
Und nehm ich den in acht,
So ist der mein,
Der Jahr und Ewigkeit gemacht."

So mag mancher zur Ruhe finden in der Verheißung, indem er sich Gott anvertraut. Aber auch der Nicht-Gläubige kann Frieden finden. Lebens- und Sterbensangst machen unruhig. Das Sprichwort sagt: Kommt Zeit, kommt Rat. Die Hoffnung auf Frieden darf nie aufgegeben werden. Nervöse Unruhezustände können freilich auch in körperlichen Störungen von seiten des Kreislaufs und Stoffwechsels ihre Ursache haben. Ärztliche Untersuchung und Beratung sind daher angezeigt.

Bei Durchblutungsstörungen und hohem Blutdruck werden Medikamente helfen, oft aber sind häusliche Wechselfußbäder oder Umstellung der Ernährung hilfreich. Und manches muß man an Beschwerden auch ertragen können. Ich selbst tröste mich da gelegentlich mit dem knappen Schüttelreim, der heißt:

Altes Haus –
halt es aus!

Hoffnung wirkt Wunder

Wenn ein Zauberer in früherer Zeit wollte, daß man ihm bei seinen mehr oder weniger faulen Tricks nicht so genau auf die Finger sehen konnte, zündete er ein Räuchermittel an: Er machte seinen Zuschauern blauen Dunst vor. So konnten sie also ihr „blaues Wunder" erleben.
Das Wunder ist des Glaubens liebstes Kind, so liest man bei Goethe im Faust, der ja ein Wunderdoktor gewesen ist.
Wen wundert's, daß zu allen Zeiten die Menschen auf das Wunder der Heilung warteten, wenn sie krank waren? Aber Wunder kommen nur zu denen, die daran glauben, so meint ein französisches Sprichwort.
Vor einiger Zeit kam ein Werbeprospekt mit der Post, in dem eine 30-Tage-Revitalisierungskur zur Steigerung von Energie, Ausdauer und Vitalität durch ein Tonikum mit Heilkräutern angeboten wurde; 30 Flaschen zu 20 Milliliter, Preis nur 98,50 DM ... Das Futter, das aus gewöhnlichen Bienenlarven Königinnen macht, warum sollte es nicht aus harmlosen, altersmüden Menschen Superfrauen und Supermänner machen? Oder wie wäre es mit einem Kräuterextrakt aus Fernost, „Generator bei geistigen und körperlichen Ermüdungserscheinungen"? Die „Kurkapseln" kosten nur 18,95 DM. Vor kurzem wurde einer Teilnehmerin an einer Omnibus-Werbefahrt für 1.000 DM ein Universal-Rheuma-Bett angeboten, das sie von ihren jahrzehntealten Beschwerden sicher heilen

würde. Eine andere Patientin hatte sich für teures Geld ein Entstrahlungsgerät aufschwatzen lassen, gegen Krebs, Schlaflosigkeit, Kreislaufstörungen und Infektionsgefahr. Ich nahm es auseinander und fand zwei Metallplättchen und einige lose Drähte darin ...

Ist das alles Schwindel? Lassen wir uns von einer rührigen Werbung für dumm verkaufen? Was wäre, wenn ein Kranker ohne Hoffnung wäre? Es gibt Untersuchungen, aus denen hervorgeht, daß zum Tode verurteilte Amerikaner schwere Stoffwechselstörungen bekamen, auch Magengeschwüre und Unregelmäßigkeiten des Herzschlages; Ursache: Todesangst. Es gibt aber auch Untersuchungen, aus denen hervorgeht, daß völlig wirkstofffreie Medikamente sehr wirksam sein können, wenn der Kranke glaubt, ein echtes Heilmittel zu sich zu nehmen.

Der Glaube, in der Wissenschaft Suggestion oder auch Autosuggestion genannt, kann viel bewirken, aber natürlich nicht bei jederfrau und jedermann.

Es war der französische Apotheker Emile Coué, der den Leidenden empfahl, wenn sie Beschwerden hatten, mehrmals hintereinander zu sagen: „Es geht vorbei, es geht vorbei, es geht vorbei." Und sie sollten sich sagen: „Es geht mir täglich besser und besser." In seinen von zahlreichen Menschen besuchten Vorträgen heilte er Kranke und tröstete die Unheilbaren, indem er auch in ihnen die Hoffnung auf Besserung und Vertrauen in die Zukunft zu wecken verstand. Vor ihm war es der Arzt Anton Mesmer gewesen, der in Wien

und in Paris durch magnetische Striche und Handauflegen wirkte und viel Zulauf hatte.
Vom biblischen Beispiel der Heilungen, die von Jesus berichtet werden, gehen bis in unsere Tage Seelsorger, Pastoren und mancherlei Prediger aus, um ihr Wirken zu begründen, das die Heilkraft des Gebets betont, für die es sicherlich manche Beweise gibt, vor denen der naturwissenschaftlich denkende Arzt aber oft ein wenig ratlos steht.
In den 50er Jahren machte ein Mann namens Bruno Gröning von sich reden, die Illustrierten berichteten über seine sensationellen Erfolge, und wo er erschien, versammelten sich die Menschen in Menge. Gemeinsam mit zwei anderen jungen Ärzten prüften wir seine Ergebnisse, als er nach Frankfurt kam, um im dortigen Stadion zu sprechen und zu heilen. Von der nahegelegenen Universitätsklinik, an der wir arbeiteten, brachten wir drei gelähmte Frauen im Rollstuhl mit zur Veranstaltung des Meisters: Eine litt an schwerer Lähmung beider Beine infolge einer multiplen Sklerose, eine ältere Frau hatte Gehstörungen bei rheumatischen Gelenkveränderungen, ein junges Mädchen, das ungewollt schwanger geworden war, meinte nicht mehr gehen zu können, weil sie nicht wußte, wie es weitergehen sollte, es war eine psychogene Lähmung, wie wir Ärzte sagen. Gröning hielt zunächst einen Vortrag mit großen Gesten, der aber inhaltlich sehr einfach war, er sprach von der Kraft des Glaubens und darüber, daß der Mensch von heute von sich nichts mehr wisse, auch nicht von Gott und Christus, und er rufe alle lieben Freunde auf zur großen Umkehr.

Und am Ende segnete er die Gesunden und Kranken und teilte Silberpapierkugeln zur Übertragung der Kraft aus, einzelnen Kranken legte er auch die Hand auf. Als er zu unseren drei Frauen kam, wandte er sich zunächst an das junge Mädchen. Er reichte ihr die Hand und sagte bestimmt: „Steh auf!" Und siehe da, sie stand auf und machte an seiner Hand einige Schritte, soweit es Platz dazu gab. Begeistert klatschte die Menge. Auch die alte Frau mit ihren rheumatischen Knie-Beschwerden ließ sich aus dem Rollstuhl heben und machte ein paar mühsame Schritte. „Morgen wird es schon besser gehen", sagte er und gab ihr eine von seinen Kugeln. Bei der Frau mit der multiplen Sklerose aber hatte er keinen Erfolg. Das machte ihn ungehalten, und er schimpfte, wenn sie nicht wolle, könne er ihr nicht helfen, und er wandte sich rasch zu einem anderen Menschen, der ihn hoffnungsvoll anblickte.
Ich besitze eine Metallfolie, die der Geistheiler Kurt Trampler seinen Patienten zu geben pflegte. Auch er hat seinerzeit viel von sich reden gemacht. Trampler ist ein kenntnisreicher Mann gewesen, der ein Buch geschrieben hat „Gesundung durch den Geist". Er schreibt, daß eine Gesundung durch den Geist ein Kranker dann erfahren kann, wenn er die richtige geistige Einstellung hat und durch eine richtige körperliche Schaltung so viel zusätzliche Lebenskraft empfängt, daß sich in ihm ein Wachstumsvorgang aus der Krankheit in die Gesundheit vollzieht. Er spricht von einer Urkraft, die von durchströmenden Gegenständen, etwa der Aluminiumfolie,

übertragen werden könne, vergleichbar mit Radiowellen, die durch Antennen aufgefangen werden. Erfahrene klinische Ärzte haben positive Reaktionen bei Patienten nachweisen können, auch wenn es sich um Fernwirkungen handelte, und Trampler angab, sich um eine bestimmte Stunde auf den Kranken „seelisch einstellen" zu wollen. Allerdings gaben auch einige Kranke mit psychosomatischen Beschwerden, denen man nur gesagt hatte, Trampler werde sich um eine bestimmte Zeit auf sie einstellen, Besserungen an, obwohl Trampler von diesen Kranken nie erfahren hatte. Damit scheint bewiesen zu sein, daß es in erster Linie das gläubige Vertrauen auf mögliche Hilfe ist, die solchen Menschen hilft, sich selbst zu helfen.

Außerhalb der offiziellen christlichen Kirchen hat die Christian Science (Christliche Wissenschaft), 1866 von Mary Baker in Boston gegründet, Heilung von Krankheit und Sünde durch Erkenntnis des wahren Wesens Gottes versprochen, die Bewegung gibt seit 1908 eine eigene Tageszeitung heraus und hat Gemeinden und Anhänger in vielen Ländern. 1980 ist auch in Nordrhein-Westfalen ein Wundermann aufgetreten, der sich als Pastor und Evangelist bezeichnet, eine Missionszentrale in Frankfurt unterhält und Gemeindegruppen gründet, in denen Gebete für Gehorsam und Freigiebigkeit im Spenden gepflegt werden. Zeichen und Wunder versprach er in einer Großveranstaltung in der Gruga-Halle in Essen. Viele kamen, hörten die Botschaft, daß grundsätzlich alle körperlichen und seelischen Krankheiten geheilt werden können; aber Hunderte von Kranken verließen die Halle wieder mit den Krankheiten, mit denen sie gekommen waren, während sechs Menschen, die sich geheilt fühlten, die Bühne betraten … Begeisterung und Enttäuschung zugleich bei dieser Evangelisation.

Eines ist unbezweifelbar: Ein großer Teil von Krankheiten und Beschwerden sind seelisch bedingt, manche Ärzte meinen, die gute Hälfte. Die psychosomatische Medizin untersucht die Wechselwirkungen von Seele und Körper. Psychotherapie kann Leiden wie Migräne, Magengeschwür, Hochdruckkrankheit und Kreislaufstörungen bessern und heilen, oft aber erst, wenn ein Patient seine Lebensweise und Einstellung, die ihn krank gemacht haben, zu ändern gelernt hat. Das gilt auch und nicht zuletzt für ältere Menschen. Lebens- und Sterbensangst, das Gefühl, ein sinnloses Leben zu führen, unbewußte Konflikte, die nicht aufgearbeitet wurden, können krank machen, ihre Korrektur aber kann Besserung und Heilung möglich machen. Viele Menschen leben heute unter starken Spannungen. Ihnen können Entspannungsübungen, etwa im Sinne des autogenen Trainings, Wege zu einem besseren Umgang mit sich selbst weisen, und das gilt auch in hohem Maße für manche Altersbeschwerden.

Psychotherapie ist kein Wundermittel. Aber Hoffnung wirkt Wunder!

Alles fließt

Zeit vergeht für den jungen Menschen langsam, für den alten rasch. Immer aber geht sie vorwärts, sie kommt nie zurück. Zeit ist ein Vorrat, der sich verbraucht. Wer sie festhalten will, verliert sie. Aber immer ist und bleibt sie unsere, meine und deine Zeit.
Mancher ältere Mensch begibt sich auf die „Suche nach der verlorenen Zeit", wie dies der französische Autor Marcel Proust in seinem großen Werk getan hat, in dem er die Zeit seiner Kindheit und Jugend in vielen Bänden beschrieben hat. Lebensrückschau hat ihr Gutes und Wichtiges, wenn sie der kritischen oder auch dankbaren Betrachtung der eigenen Vergangenheit dient, sie wird aber gefährlich und ungesund, wenn ein Mensch in Verkennung der Tatsachen diese Zeit zu einem Paradies macht, das sie nie gewesen sein kann, und wenn er sich klagend festhalten will an dem, was vorüber ist. So wird einer versäumen, die guten Gaben der Gegenwart zu schätzen und zu genießen, die doch auch Kostbares und Unwiederbringliches zu bieten hat: Zeit haben, Gelassenheit, Ausruhen dürfen ohne Leistungszwang. Man sollte sich da selbst zusprechen: „Heute ist deine Zeit, sie bietet dir Entdeckungen an, für die du früher weder Zeit noch Augen hattest, schau nur die Vögel vor deinem Fenster oder das Haustier zu deinen Füßen, das bei dir ist. Kommt da nicht ein Besucher, der dir von seinem Leben erzählt, seinen Freuden oder

auch seiner Not? Du hast jetzt Zeit zum Zuhören und zum Trösten, für Kinder und Enkel, alte Freunde und vielleicht sogar neue, auch das könnte sich dir schenken, und du wirst darin eine Freude finden, die ohne drängendes Besitzenwollen ist. Und dann gibt es auch Bücher als stille Freunde, wieder zu lesende, die du von früher kanntest, aber wie anders liest du sie nun, da du alt geworden bist, und auch neu zu entdeckende, die sich mit dir unterhalten wollen ..." Mir sind besonders wichtig Lebenserinnerungen und Lebensbeschreibungen, die überstandene Zeiten spiegeln, überwundene Vergangenheit, seltsame Wege, manchmal schrecklich, aber oft auch beglückend oder tröstlich durch erstaunliche Bewahrung ... Vor einigen Jahren habe ich meine eigenen Jugenderinnerungen und Kriegserlebnisse in drei Romanen für meine Söhne niedergeschrieben, ein Verlag hat sie gedruckt, und ich habe von vielen Lesern erfahren, daß diese Trilogie für sie interessant und wichtig geworden ist. Ich gab ihr den Titel „Die bittere Arznei der Zeit", und es waren ja auch schlimme Jahre, für uns alle, die wir überlebt haben. Und daß Arznei zuweilen bitter schmeckt, wenn sie wirken soll, das kann jeder erfahren, der den Weg unserer Generation durch Diktatur, Krieg und Nachkrieg kritisch nachvollzieht.

Zeit kann auch Wartezeit sein. Über dem Eingang zu einem alten Krankenhaus las ich folgendes: „Die Zeit eilt, teilt, heilt." Mancher ist dort gesund geworden, aber mancher ist auch gestorben in diesem Haus. Das ist der Lauf der Welt.

Und im Wissen, daß auch unsere Zeit bemessen ist, können wir sie als besonders wertvoll und wichtig erfahren. Erst kürzlich kam ein Brief mit schwarzem Rand zu uns ins Haus. Ein alter Freund war uns vorausgestorben, wieder einer, den wir überlebt haben.
Auf einem Friedhof, nicht weit von unserem Wohnort im Sauerland, gibt es ein Grab, das einen ganz besonderen Grabstein trägt. Auf dem ist eine Uhr mit Zifferblatt dargestellt, und man kann eine Inschrift lesen. Ich habe versucht, meinen Eindruck in ein paar Versen festzuhalten:

Auf einem Friedhof seh ich ein Grab,
da senkten sie einen Toten hinab.
Sie setzten auf seinen Hügel den Stein,
meißelten Ziffern und Zeiger drauf ein.
Der Zeiger steht still in der Zeiten Rund,
er zeigt auf des Toten letztendliche Stund,
dazu die Worte: „Diese Stunde war mein,
wann, der du vorbeigehst, wird deine sein?"

Gehen ist gut. Wir sollten mehr gehen, dann würde es manchem besser gehen. Ich gehe gern spazieren, am liebsten gemeinsam mit meiner Frau. Wir sprechen dann oft von unserer gemeinsamen Zeit, und wir sind dankbar, daß wir jahrzehntelang beieinander bleiben durften, auch wenn wir es nicht immer leicht hatten miteinander und mit dieser Zeit. Meine Frau stammt aus Ostpreußen und war Flüchtling, mir waren Elternhaus und alle Habe unter den Bomben verbrannt. Wie arm waren wir, als wir heirateten! Jahre des

Mangels, des Existenzaufbaus, der Geburt unserer Kinder, die Last der beruflichen Arbeit und Verantwortung! Viel Zeit ist ins Land gegangen.
Was wird die künftige Zeit uns bringen? Schönes oder Schweres? Ich darf, ich muß es gelassen ertragen. Alles Leben wird einmal zu Ende gehen, wie auch dies kleine Buch. Und so möchte ich mich von Ihnen, liebe Leserinnen und Leser, mit einem kleinen Gedicht verabschieden:

Da ich alte Fehler scheue,
denk ich nicht zurück in Reue,
so bestehe ich das Neue!

Wenn ich mich der Hoffnung freue
und nicht Altes wiederkäue,
so bestehe ich das Neue!

Glaubend an des Himmels Bläue
und an mancher Menschen Treue,
so bestehe ich das Neue!

Bercker Senioren

Ida Lamp

So alt ihr auch werdet

Biblische Perspektiven fürs Älterwerden

ISBN 3-7666-9909-1

Gretel Rieber (Herausgeberin)

Der Alte, den keiner wirklich kannte

und andere Geschichten

ISBN 3-7666-9910-5

Waltraut Schmitz-Bunse

Sommertage – Wintertage

Kalendernotizen

ISBN 3-7666-9913-X

Hannelore Schedler (Herausgeberin)

Die Spieluhr

Weihnachtserzählungen aus alter Zeit

ISBN 3-7666-9912-1

Günter Riediger

Fest gemauert in der Erden …

Vertraute Gedichte und Balladen

ISBN 3-7666-9911-3

Diethard Wucher

Wem Gott will rechte Gunst erweisen …

Unvergessene Lieder

ISBN 3-7666-9915-6

Die Reihe wird fortgesetzt.